우리 아이

감기

子どもの風邪 ー新しい風邪診療を目指してー
KODOMO NO KAZE−ATARASHII KAZESHINRYOWO MEZASHITE
by Tatsuo NISHIMURA (西村龍夫)

약물남용과 과잉치료가 없는
새로운 감기 진료를 목표로

우리 아이 감기

지은이_니시무라 다쓰오 西村龍夫
옮긴이_김계영 · 염성환 · 주승현

1판 1쇄 발행 2018. 01. 10
1판 2쇄 발행 2019. 10. 20

발행처_물고기숲 • 발행인_임민수 • 등록번호_제406-2012-000004호 • 등록일자_2012. 01. 03.
주소_(㉾10906) 경기도 파주시 와석순환로 61. 708-601 • 전화_031)943-2090 • 팩시밀리_031)943-2091

값은 뒤표지에 있습니다. • ISBN 978-89-98038-30-4 93510 • 카카오톡 ID_fishwood • 카카오스토리_http://story.kakao.com/fishwood • 이메일_fishwoodbook@naver.com • 블로그_http://blog.naver.com/fishwoodbook • 스토어팜_ http://storefarm.naver.com/fishwood • 물고기숲은 독자 여러분의 의견에 귀 기울여 좋은 책을 만들겠습니다.

약물남용과 과잉치료가 없는
새로운 감기 진료를 목표로

우리 아이 감기

니시무라 다쓰오 지음
김계영 · 염성환 · 주승현 옮김

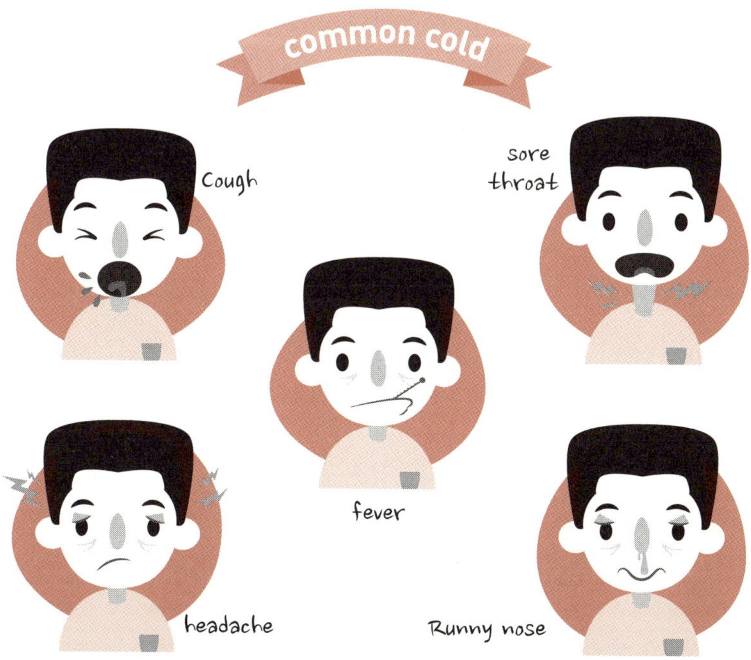

저자 서문

"감기"를 진찰한다는 것

일본 의료제도의 특징은 전국민의료보험과 자유접근(free access)에 있다. 이런 의료제도의 최대 장점은 누구나 필요하다고 생각할 때 의료를 받을 수 있는 안도감과 평등성이다. 일본은 세계에서 의료기관 접근성이 가장 좋은 국가라고 할 수 있다.

이는 일본 의료제도의 최대 이점이다. 하지만 의료기관으로 접근성이 좋다는 점은 경증 환자도 쉽게 진료를 받을 수 있다는 것인데, 자칫 과잉진료로 치우칠 수 있는 점에 주의가 필요하다. 실제로 일본에서는 서양보다 몇 배~10배나 되는 소아 환자가 의료기관에서 진찰을 받는데, 대다수는 감기에 걸린 어린이다.

이와 같은 상황인데도 일본의 소아과 의사는 "아이의 감기에 어떻게 대처해야 하는가?"라는 문제에 대해 진지하게 고민하지 않았다. 보호자의 만족 때문에 "만약을 위해" 투약을 한다는 생각이 지배적이었다. "감기에 걸리고 시간이 지나면서 자연히 낫는다"고 하는 일반적인 경과에도 불구하고 의료 개입을 하는 것이 보편화된 것이다. 또한 감기 진단은 매우 애매하기 때문에, 의사가 위험을 회피하기 위해 투약하는 경우도 있다. "아이의 감기"에 대해 소아과 의사는 위험 회피를 위해, 보호자는 만족과 안심을 위해 다양한 투약이 이루어졌다고 할 수 있다. 그러나 감기약을 먹는다고 해도 대부분은 투약 효과가 없으며 오히려 새로운 위험을 초래하는 경우조차 있다. 우리 소아과 의사는 아이의 최대 이익을 위해 진료해야 하는데, 지금의 소아 진료로 그것이 가능할까?

의료 개입의 최대 문제는 보호자(주로 엄마)가 "직접 낫게 할" 경험의 기회를 잃어버리는 것이다. 그 결과 엄마는 자연히 나을 감기가 약을 먹은 덕분에 나았다고 오인할 때가 많다. 감기의 최대 치료는 엄마가 해주는 가정치료(home care)다. 사람은 힘들 때 도움을 받으면 계속 기억을 한다. 아이가 감기에 걸렸을 때, 엄마의 애정어린 간병을 받은 경험은 엄마와 아이의 유대를 견고하게 할 것이다. 소아과 의사는 감기에 걸린 아이에게 투약보다 가정치료를 지원해야 한다.

앞으로도 많은 아이들이 감기에 걸려서 소아과 외래에 진찰을 받으러 올 것이다. 소아과 의사의 사명은 "아이의 건강한 성장과 발달을 지원"하는 것이며, 여기에 큰 사회적 가치가 있음은 의심할 여지가 없다. 진정 아이들을 위한 진료를 하는 것이야말로 소아과 의사가 사회에서 존재감을 보이고 사회적 지위를 올릴 수 있는 길이다. 감기에 걸린 아이에게 항생제를 처방하는 진료를 바꿔 나가야 하지 않을까? 그것은 소아과 의사 자신을 위한 것이기도 하다.

2015년 7월

니시무라 다쓰오(西村龍夫)

역자 서문

《우리 아이 감기》는 실제로 감기 치료를 하는 의료인은 물론 평소 감기에 대해 궁금증을 가지고 있던 모든 분들에게 해우소(解憂所)가 되는 책입니다.

이 책은 일본의 소아과 의사가 쓴 감기 치료에 대한 일종의 자기 고백서이며, 소아과 의사들이 가장 많이 진찰하는 질환임에도 중구난방으로 감기를 정의 내리고 진찰하는 의료계의 현실에 대한 반성에서 시작합니다.

저자는 치료보다 진단이, 투약보다 설명이 중요하다는 소신을 가지고 있으며, 감기를 진단하기 위한 감기의 다양한 증상들에 대한 설명과 여타 호흡기 질환과의 감별진단 기준을 제시합니다. 또한 소아 감기의 치료에 활용되는 해열제, 항생제, 진해제 등의 투약 기준과 이에 대한 저자의 견해 또한 상세하게 설명되어 있습니다.

감기에 대한 저자의 독창적이고 재밌는 해설은 의료인용 전문서적을 어느새 감기에 관심을 가지는 모든 이들에게 도움이 되는 책으로 탈바꿈시킵니다. 실제 의료현장에서 감기 진료를 접하는 일차진료의들은 물론 의료관계자와 우리 아이의 보호자인 엄마, 아빠 모두에게 훌륭한 지침서가 될 것이라 생각하여 여러분께 번역서를 소개합니다.

'아이는 성인의 축소판이 아닙니다. 아이의 성장, 발달을 옆에서 바라보면서 우리 아이들이 훌륭한 성인이 되도록 보호자와 함께 해결책을 찾아가는 것이 바로 소아 진료에 있어서 가장 중요한 것이라 생각합니다.'라는 저자의 프라이드는 이 책을 더욱 빛내줍니다.

《우리 아이 감기》를 저술해 주신 니시무라 다쓰오 선생님과 이 책이 번역 · 출판되기까지 아낌없는 지원을 해주신 물고기숲 출판사에 깊은 감사를 드립니다.

역자를 대표하여 김계영

차례

저자 서문 • 4
역자 서문 • 6

1장 / 감기란 무엇인가 • 13

1. 왜 이견이 생길까 • 14
2. 감기의 정의 • 22
3. 감기와 위험 • 30
4. 감기 교육의 필요성 • 37

A 수련시설의 문제 • 41
B 진찰과 진단 • 42
C 투약 • 43
D 소아 의료의 변화와 재교육 문제 • 44

2장 / 감기의 병태생리 • 47

1. 감기의 자연경과 • 48
2. 바이러스와 세균 • 51

A 바이러스 • 52
B 세균 • 57
폐렴구균, 인플루엔자균 • 57
용혈연쇄구균 • 60

3. 발열 • 64
4. 콧물 • 66
5. 기침 • 69

A 기침반사의 기능 • 71
B 기침수용체 • 73
C 기침의 감별 • 74
기침 상태에 따른 분류 • 74
기침의 지속 기간에 따른 분류 • 75

D 일차진료에서 기침에 대한 대응 • 76

급성 기침 • 77

지연기침 • 77

만성 기침 • 78

6. **천명** • 82

3장 / **감기 치료란** • 93

1. **감기와 항생제** • 94

A 장기적 영향 • 95

B 단기적 영향 • 98

2. **감기약의 효과** • 102

A 항히스타민제 • 102

B 진해제 • 103

C 기관지확장제 • 108

3. **의료제도의 폐해** • 114

4. **악순환** • 118

4장 / **감기와 위험관리** • 123

1. **치료보다 진단** • 124

A 투약에서 검사로 • 124

B 검사 결과의 판단 • 127

민감도와 특이도 • 127

베이즈 정리 • 129

2. **감기의 위험관리** • 130

A 급성 중이염 • 131
B 부비동염 • 133
C 잠재세균혈증 • 133
D 폐렴 • 144
E 육아 위험 • 148

3. 놓치지 않았으면 하는 질환 • 150
A 세균성 수막염 • 150
B 급성 후두개염 • 151
C 뇌염 · 뇌질환 • 152
D 심근염 • 152

4. 명의가 아이들을 괴롭힌다 • 154
A 위험 과잉사회 • 154
B 위험 강조의 폐해 • 155
C 명의일수록 위험인지가 빗나간다 • 159
D 학회와 가이드라인의 문제점 • 159
기관지천식 가이드라인 • 160
부비동염 가이드라인 • 166
중이염 가이드라인 • 171
왜 일본의 가이드라인은 일차진료에서 쓸 수 없을까? • 174

5장 / 새로운 감기 진료 • 181

1. 감기는 치료해야 할 질환인가 • 182

2. 아이의 관점으로 보겠습니다 • 184
A A코스 • 185
B B코스 • 187
C A코스와 B코스의 차이 • 189

3. 부정적인 발상보다 긍정적인 발상을 하는 의료로 • 191

4. 감기 치료의 결정판 • 194

5. 그래도 소아과 의사는 훌륭하다 • 196

column

투약보다 커뮤니케이션 • 28

중이염과 부비동염 • 28

감기는 젊은 의사에게 맡긴다 • 28

감기공포증인 엄마 • 35

백신에 의한 위험관리 • 35

목이 빨갛다? • 43

의사의 임상수련제도 • 45

자연경과는 의외로 알려져 있지 않다? • 49

인플루엔자의 신속검사 • 50

초음파진단기에 의한 부비동염의 진단 • 56

colonizatoin과 infection • 59

용혈연쇄구균 감염: 신장염과 류마티스열은 어째서 줄어들었을까? • 61

코 막힘과 모유 • 68

바이러스는 기침반사를 이용한다? • 80

기관지염이란? • 81

천명의 개념 • 88

기침형천식은 있나? • 88

감기의 자연경과를 바꿀 수 있을까? • 90

티페피딘 히벤즈산염의 효과 • 107

약의 적응증 • 126

CRP는 유용할까? • 137

항생제로 세균성 수막염을 예방할 수 있나? • 141

젊은 의사 선생님께 • 143

잠재폐렴(occult pueumonia) • 146

폐렴미코플라스마 • 147

일본 의사는 후향적으로 생각한다 • 158

가이드라인은 천식 사망을 줄였을까? • 164

위험인지의 왜곡 • 176

변혁을 방해하는 권위주의 • 177

확신을 만들지 않기 위해 • 183

소아 의료를 바꿔 나갑시다 • 198

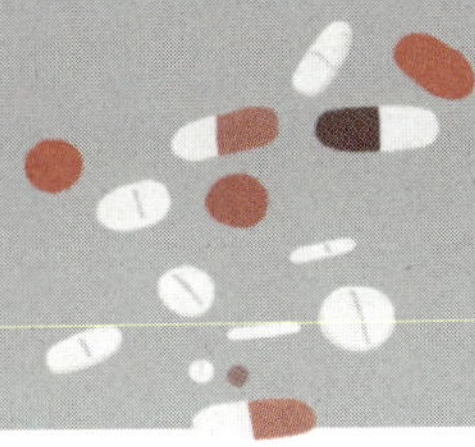

1

감기란 무엇인가

—

1. 왜 이견이 생길까
2. 감기의 정의
3. 감기와 위험
4. 감기 교육의 필요성

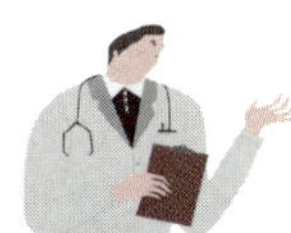

감기란 무엇인가

왜 이견이 생길까

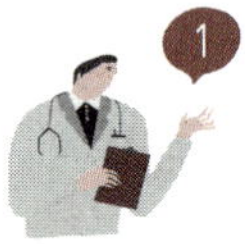

대부분의 소아과 의사는 평생 감기 환자를 가장 많이 진찰하는 것 같습니다. 로컬 의원이나 중소 규모의 병원, 응급병원에는 매일같이 많은 감기 환자가 내원하며, 대형병원의 전문 외래를 가봐도 감기 환자를 진찰할 기회가 얼마든지 있을 겁니다.

또 직접 아이를 키운 경험이 있는 의사는 분명히 "아이의 감기"로 고생한 경험이 몇 번씩 있습니다. 저도 소아과 수련을 받았지만, 아기가 태어나서 처음으로 열이 났을 때 서둘러 병원에 데려가 선배에게 진찰을 받았습니다. 본인 일이라면 몰라도, 자기 아이가 열이 나서 힘들어 하면 의사라도 불안을 느끼는 경우가 많습니다. 하물며 의료인이 아닌 보호자가 불안을 느끼는 것은 당연할 겁니다.

아이의 감기는 가장 빈번하게 마주치는 건강상의 문제이며, 소아과 의사에게 매우 중요한 질환이라 할 수 있습니다. 그러나 대부분의 소아과 의사는 "감기" 진찰 교육을 받을 기회가 없었던 것이 사실이 아닐까요? 가능하면 감기 진료를 피하고 싶어 하는 소아과 의사도 적지 않은 것 같습니다. 그 이유의 한 가지로, 감기 진료는 질환의 위중한 정도에 비해 손이 많이 가고 또 이후에 트러블이 많은 것을 들 수 있습니다.

환아 | 2세 0개월, 여아

주소 | 발열, 기침

생활력 | 형제는 없음. 2개월 전에 인근 어린이집에 입소했다.

현병력 | 1주 전부터 콧물과 기침이 계속되고, 어젯밤부터 발열이 있어서 엄마와 내원. 야간 최고체온은 39.1℃였다. 밤에는 축 늘어진 느낌이 있었지만, 아침이 되어 기운이 서서히 생겼다. 조식은 평소 절반 정도. 수분 섭취는 약간 힘들어 보인다.

기왕력 | 특별히 기재할 만한 것 없음

내원 시 현재증상 | 신장 88.8cm(+1.45SD), 체중 13.2kg(+1.54SD), 체온 37.9℃, 기타 활력징후(vital sign)는 이상 없음. 의식수준은 명료하고 큰소리로 운다. 인두점막은 정상. 비강에는 화농성 콧물이 다량. 중이는 가벼운 화농성 저류액이 보이지만 고막 종창은 없음. 심장음은 정상. 복부는 편평하며 부드러움. 수막자극증상은 나타나지 않음.

어린이집 등에서 집단생활을 하면 상기도감염이 반복됩니다. 이러한 아이가 내원하는 일은 잦을 겁니다.

진찰한 의사는 어떻게 판단할까요? 발열 1일째이며 전신 상태도 위중하지 않습니다. "감기"라고 진단해도 될지 모릅니다. 실제로 보호자에게 이렇게 전하는 소아과 의사가 적지 않으리라 생각합니다.

치료는 어떻게 할까요? 의학 교과서에는 감기에는 듣는 약은 없고 대증요법뿐이라고 기재되어 있습니다. 요즘에는 대증요법의 투약조차 해서는 안 된다고 기재된 것도 많습니다. 그러나 보호자는 불안감을 갖고 일까지

쉬면서 아이를 위해 진찰을 받으러 오는 것 같습니다. 아이를 편하게 해줬으면 좋겠다, 가능하면 고치고 싶다고 생각하는 것은 당연합니다. 또한 며칠씩 일을 쉴 수 없는 보호자의 사정도 충분히 이해할 수 있습니다.

진찰한 의사는 감기라고 진단한 뒤, "모처럼 받는 진료니까"라며 기침약이나 콧물약을 투여하겠지요. 그러나 이 아이의 열은 내려가지 않았습니다. 기침을 계속하니까 그 후 다른 의원에서 진찰받게 되었습니다. 나중에 진찰한 의사는 경과를 보고 "기관지염"이라고 진단하며 당연한 듯이 항생제를 처방합니다. 보호자는 "기관지염"이라는 병명에 놀라서, 처음에 진찰한 의사가 충분한 치료를 하지 않았기 때문에 감기에서 "기관지"에 "균"이 들어왔다고 생각할지도 모릅니다. 감기는 코와 목구멍의 병이라고 이해하는데, [그림1-1]처럼 기관지는 훨씬 목 안쪽에 있습니다. 기관지염은 "폐렴이 되기 직전"이라고 알고 있는 보호자도 많은 것 같습니다. 보호자는 화를 내고, 초진 의사에게 전화를 걸어서 "그쪽 병원에서 진찰을 받았는데 감기로 오진했다!"라며 불평을 할지도 모릅니다.

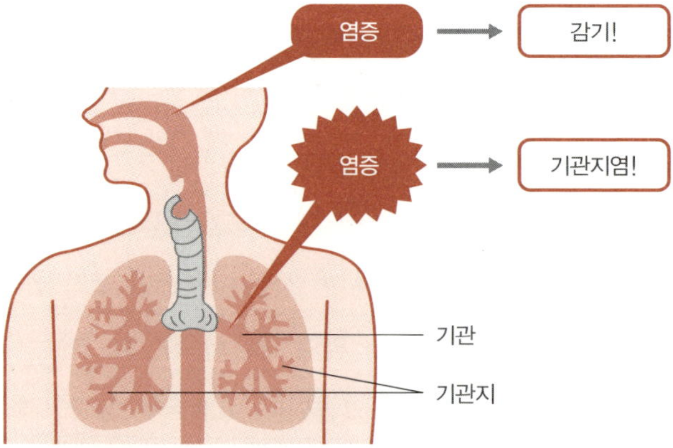

그림 1-1 감기에서 기관지염?

이와 같은 경험을 한 소아과 의사가 어느 정도 있을까요? "나는 놓친 적이 없어"라고 말할 소아과 의사는 분명 없습니다. 모든 소아과 의사가 "놓친 것" 때문에 보호자에게 시달린 경험이 있다고 단언할 수 있습니다. 이런 경험은 특히 병의 초기에 진찰할 일이 많은 일차진료나 응급시설에서 흔히 있는 일입니다.

그 결과, 처음에 진료한 의사는 어떻게 생각할까요? "내가 잘못 치료한 것일 수도 있어. 안됐네"라고 생각할 수도 있습니다. 혹은 나중에 진찰한 의사와의 진단 차이에 의문을 품을 수도 있습니다. "부모가 뭘 모르는 사람이네"라며 항생제 책임을 떠넘길 수도 있습니다. 아무튼 정신적인 피해는 크겠지요. 정당한 진료를 하는데도 왜 비난을 받아야 하는지 분개하고, 동기부여의 저하로 이어질 수도 있을 것 같습니다. 보호자와의 관계도 악화되고, 내원 환자가 줄어들어서 병원 경영에 영향을 줄 것도 우려됩니다. 무엇보다도 불신감이 생기는 것은 아이가 좋은 의료를 받는 데 지장이 될 것입니다.

소아의 일차진료 현장에서는 이와 같은 일이 반복해서 발생합니다. 무엇이 문제일까요?

키워드는 커뮤니케이션 갭(communication gap)입니다. 커뮤니케이션 갭이란 "상호 이해해야 할 커뮤니케이션의 이해 방법이나 가치관의 차이, 정보 부족 등으로 이견이 생기는 것"이며, 그 원인은 상호인식의 차이에 있습니다.

"감기"라는 용어의 개념은 매우 애매하고, 소아과 의사들 사이에서도 논란의 여지가 있습니다. 의사들 사이에서도 "감기"라는 개념의 차이에 놀라곤 합니다. 같은 의학교육을 받은 의사들도 그러니, 의사와 보호자, 보호자 간에 "감기"라는 말의 의미는 상당히 다릅니다. 감기에 대한 논의를 시작하기 전에 이 말이 갖는 의미를 생각해야 합니다.

일반적으로 "감기"라는 말은 다양한 의미로 쓰입니다. 경미한 열, 기침, 콧물 증상에 사용되고, 몸에 다소 권태감이 있는 경우에도 "감기"라는 말이 쓰입니다. 일본에서는 "위장형 감기(감염성 위장염, infectious gastroenteritis)"라고 하여 위장 증상에 쓰일 때도 있습니다.

기도감염으로 국한시켜도 한정적인 비염 증상만 "감기"로 보는 의사도 있고, 증상이 상당히 심해도 그냥 "감기"라고 하는 의사도 있습니다. 앞서 말한 것처럼, 증상이 오래 끌거나 심해지면 감기라는 말을 피하고 "기관지염"으로 보는 의사도 있습니다. 감기와 기관지염은 다른 병일까요?

[그림1-2]에 "기도감염의 중증도"를 한눈에 볼 수 있는 개념도를 올렸습니다. 생명에 관계될수록 중증인 것은 짙은 색깔이며, 호흡관리나 산소가 필요한 경우는 그것보다 약간 옅고, 증상이 심하기 때문에 만약을 위해 입원하는 예는 좀 더 옅은 색깔입니다. 기도감염은 대부분 입원할 필요가 없고 자연치유가 되지만, 그런 케이스라도 새하얗게 되는 일은 없으며, 더 옅은 색에서 색깔이 거의 없는 예까지 연속적으로 변화합니다.

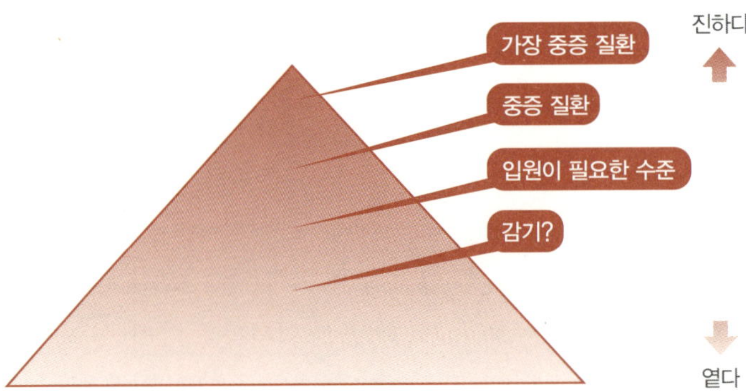

그림 1-2 기도감염의 중증도

그리고 이와 같은 스펙트럼에 대한 생각은 기도감염뿐만 아니라 모든 질환에 적용됩니다. 가령 감염질환 외에 가와사키병, 알레르기질환인 기관지천식, 피부염 등을 생각해 보면 어떨까요? 어떤 질환이든 흰색인지 검은색인지 이원론적으로 말할 수는 없고 스펙트럼 같은 모양이 됩니다.

현재의 보험제도에서는 진단명이 붙지 않으면 보험청구를 할 수 없습니다. 의료비 청구서라는 것은 환자가 받은 진료에 대해 의료기관이 보험자에게 청구하는 의료보수 명세표입니다. 의료기관은 이 서류를 완성시키고 진료보수를 받게 됩니다. 청구서에 병명이 나오고 투약과 처치가 기입됩니다. 투약이나 처치 등의 의료행위가 적절한지 여부는 병명과 대조하여 판단됩니다. 결국 진단이 먼저 있어야 의료행위가 허용되는 셈입니다.

이런 제도는 의사의 사고에도 강하게 영향을 주며, 나중에 말할 의학교육과 더불어 질환 분류가 진료 속에 깊이 파고들어 있습니다. 극히 가벼운 기도감염만을 감기라고 할지, 열이나 기침이 계속되어도 감기인지, 어디까지 감기라고 해야 할지는 각 의사의 생각과 경험에 의존하기 때문에 통일하기가 곤란합니다. 스펙트럼인 것을 분류해야 하는 점에 큰 문제가 있습니다.

분류에 대한 생각은 흑백을 명확하게 하는 이원론으로, 감기 진료에 맞지 않습니다. 또한 의료제도에서 감기(일반적인 감기)보다 기관지염이 검사나 투약의 범위가 넓으며, 치료에 적극적인 의사일수록 감기보다 다른 진단명을 붙이는 일이 잦습니다. 보호자는 일반적으로 이와 같은 사정을 이해하지 못하기 때문에, "감기냐, 감기가 아니냐"를 문제 삼습니다. 다양한 설명을 들은 뒤, 마지막에 "그럼 감기네요?"라고 되묻는 보호자도 많습니다. 분류된 병명 쪽이 이해하기도 쉽고, 의사의 설명이 간단해지는 사정도 있습니다.

각각의 의사가 생각하는 감기 개념의 차이, 의사와 보호자 간의 의식 차이를 좁히지 않으면 커뮤니케이션 갭은 해소하기 어려울 겁니다. 격차를 좁히기 위해 어떻게 하면 좋을까요?

보호자에게

- 의사라도 자기 아이가 열이 나면 당황합니다. 하물며 젊은 엄마, 아빠, 손자를 너무나 귀여워하는 할아버지, 할머니가 아이의 열로 놀라는 것은 당연하지요. 그 기분은 공감할 수 있습니다. 그렇지만 감기라는 것은 만만치 않고, 의사라도 명확한 진단은 할 수 없습니다. 치료법도 없으며, 감기약도 대부분의 경우에는 의미가 없습니다.
- 일본에서는 감기에 한번 걸린 상태에서도 몇 군데 병원에서 중복해서 진찰받는 일이 있습니다. 이는 자유접근(free access)이라는 제도로, 어느 병원에서든 자유롭게 진찰받을 수 있기 때문입니다. 실은 세계 대부분의 국가는 주치의 제도이기 때문에, 계약되어 있는 의사와 진료 예약을 하고 며칠 뒤에 진찰받게끔 되어 있습니다(응급인 경우에는 응급병원에서 진찰해 주지만 고액의 의료비가 듭니다).
- 여기저기 진찰받은 결과, 어떤 선생님에게는 감기라는 말을 듣고, 어떤 선생님에게는 기관지염이라는 말을 들으면 혼란스럽게 되지요. 쓰이는 약이 다를 때도 적지 않습니다. 바라건대, 감기가 안 낫는다고 하여 다른 병원에 가서 다른 치료를 받겠다는 생각을 하지 말고, 가급적 처음에 진찰받은 병원에서 치료받는 것이 좋습니다. 진찰은 어렸을 적부터 쭉 진찰받아 온 주치의 선생님이 최고입니다. 병은 경과를 잘 보는 것이 중요합니다. 소아과 지식을 제대로 갖고 있으면 감기라고 진단하는 의사 선생님이나 기관지염이라고 진단하는 의사 선생님이나 심하게 악화되었을 때의 대처는 동일하고, 또 치료하는 방법도 차이가 없습니다.
- 의사에 따라 병명이 바뀌기도 하고 약이 바뀌기도 하는 것은 우리 의사의 책임입니다. 일본 사회가 지금까지 "감기" 진단에 그다지 노력하지 않았기 때문입니다. 감기에 걸려 병원에 오는 일이 가장 많은데도 감기 진단을 제대로 해주지 않았다면 곤란한 일이지요.
- 요새는 많은 의사들이 이를 점점 깨닫고 "감기" 진료를 어떻게든 해보려는 기운이 고조되고 있습니다. 특히 소아과 의사는 아이의 감기에 열심히 노력을 기울입니다. 노력해서 최상의 감기 진료를 찾아내고 그것을 통일된 견해로 만들고 있으니 인내심을 가지고 기다려주십시오. 이 책이 그렇게 하는 데 작은 도움이 되기를 바랍니다.

감기란 무엇인가

감기의 정의

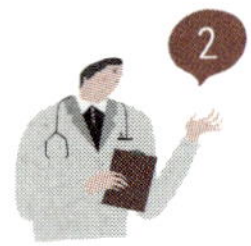

감기에 대한 논의를 진행하기 전에, "감기"라는 말이 무엇을 의미하는지 확실히 해두어야 할 것 같습니다.

일반적으로 감기는 호흡기의 감염질환입니다. 그래서 일본소아호흡기질환학회와 일본소아감염증학회가 공동으로 작성한 《소아호흡기감염증진료가이드라인 2011》을 보도록 하겠습니다. 일반감기 항목이 감기에 해당한다고 생각되는데, 다음과 같이 기재되어 있습니다.[1]

> 감기란 "콧물과 코 막힘이 주요 증상인 바이러스성 질환으로, 근육통 같은 전신 증상이 없고 열은 없거나 있더라도 가벼운 정도를 뜻한다. 비염이라고 하지만, 더 정확하게는 rhinosinusitis(비부비동염)이다"라고 정의한다. 가벼운 정도의 발열이란 대략 38.5°C 미만이라 해석된다.

이 정의는 세계적인 소아과 교과서로 알려진 *Nelson Textbook of Pediatrics*의 "common cold"에 소개된 기재에 준한 것으로 생각됩니다. 만약을 위해 Nelson에 쓰인 내용을 아래에 올리겠습니다.[2]

> The common cold is a viral illness in which the symptoms of rhinorrhea and nasal obstruction are prominent; systemic symptoms and signs such as headache, myalgia, and fever are absent or mild. It is often termed *rhinitis* but includes self-limited involvement of the sinus mucosa and is more correctly termed *rhinosinusitis*.

이 가이드라인의 정의 안에 감기 진료의 문제점이 응축되어 있습니다. 이 정의를 일본의 일차진료에서 "감기"의 정의로 쓸 수 있을까요?

다음 증례 제시를 봐주십시오.

환아 | 4세 6개월, 남아

주소 | 발열, 기침, 콧물

현병력 | 어젯밤부터 발열과 콧물이 있고, 아침부터 가벼운 기침이 생겨서 내원. 식욕은 평소와 동일하고 수분도 섭취한다.

기왕력 | 특별히 기재할 사항 없음

내원 시 현재증상 | 신장 100.6cm(–0.70SD), 체중 15.9kg(–0.38SD), 체온 38.9°C, 기타 활력징후는 이상 없으며, 위중한 느낌은 없다.

이와 동일한 정도의 증상으로 일차진료 일반외래에서 진찰받는 아이는 매우 많습니다. 이 질환은 "감기"일까요? 그렇지 않으면 다른 질환으로 분류해야 할까요?

우선 보호자의 입장에서는 어떨까요?

아마도 많은 엄마들은 "감기에 걸렸네!"라고 생각할 겁니다. 그러나 앞서 말했던 가이드라인의 정의에 의하면, 위 증례의 아이는 "일반감기"에는 들어맞지 않음을 알 수 있습니다. 우선 가이드라인에는 "콧물과 코 막힘이 주요 증상"이라 되어 있으며, 기침에 대한 기재는 없습니다. 기침을 하면 감기가 아닐까요? 오히려 영유아에서는 기침을 동반하지 않은 감기 쪽이 드문 것 같습니다.

체온은 어떨까요? 가이드라인에 일반감기는 "38.5°C 미만"이라고 적혀 있습니다. 그렇지만 아이의 체온은 쉽게 오르내립니다. 감기라고 확인하기 위해서는 체온을 쭉 모니터링해야 합니다. 보호자가 그렇게 빈번하게 체온을 측정할 수 있을까요? 영유아에서는 감기에서도 고열이 나는 일이 흔하며, 38.5°C 이상이 되자 갑자기 감기가 아니라고 한다면, 영유아의 고열은 보호자에게 부담과 불안감을 줄 것입니다.

그리고 감기를 "바이러스성 질환"으로 보아도 될까요? 일상 진료에서 바이러스를 증명하기란 곤란합니다. 검사로 증명할 수 있는 것은 인플루엔자바이러스, RS바이러스, 아데노바이러스 등 몇 종류뿐이지요. 감기를 바이러스성 질환이라고 정의하면, 이에 대해 필요 이상으로 신속검사를 많이 해버리는 결과가 됩니다. 병원체(pathogen)에 구애받으면 불필요한 검사의 증가로 이어지며, 아이에게 아픈 검사를 강권하거나 의료비가 늘어나는 원인이 되기도 합니다.

2-2-B(57쪽)에서 자세히 설명하겠지만, 기도감염에서 바이러스와 세균은 상호 작용으로 증상을 일으키기 때문에, 일차진료에서 바이러스 감염질환과 세균 감염질환을 딱 잘라 나눌 필요는 없다고 생각합니다.

다음으로 기도 감염질환의 분류에 문제가 있습니다. 분류에서는 호흡기

질환을 부위별로 분류하고 있습니다.

❶ 비염	❷ 인두염	❸ 편도염	
❹ 부비동염	❺ 후두염	❻ 기관염	
❼ 기관지염	❽ 세기관지염	❾ 폐렴	❿ 흉막염

일반적으로 감기는 상기도염으로 정의합니다. 일반적인 분류는 [그림 1-3]처럼 후두의 윗부분이 상기도입니다. 그러면 비염에서 후두염까지가 상기도염일까요? 그 하부에 파급되면 감기가 아닐까요?

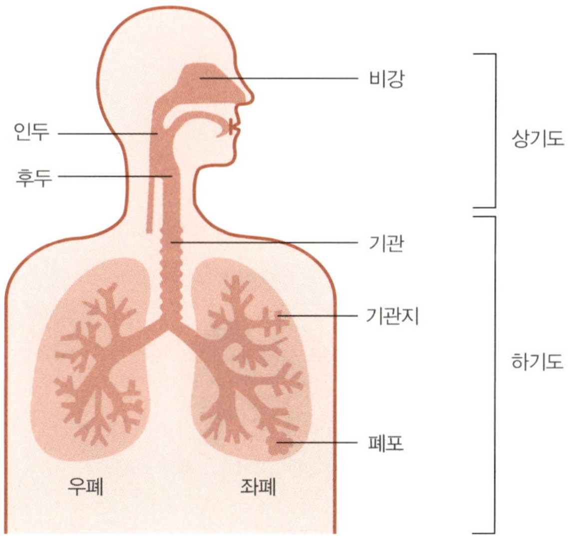

그림 1-3 상기도와 하기도

기도는 연속되어 있으며, 특히 영유아는 코와 인두, 후두, 기관이 근접해 있습니다. 바이러스 같은 병원성 미생물은 점막에서 점막으로 잇달아 감염이 퍼지기 때문에 특정 부위에만 병변이 국한되지 않습니다.

이와 같은 부위별 개념은 의학교육이 장기에 따라 분석적으로 이루어져 왔기 때문입니다. 의사는 의학대학에 들어가는 시점에 이미 이과 출신으로 분석적 사고에 익숙해 있습니다. 부위별로 병태를 생각하는 편이 이해하기 쉽습니다.

중증화되어 입원 치료해야 할 경우에는 병변 부위를 확정할 필요가 있겠지요. 하지만 일차진료에서는 이러한 분류에 따라 감기를 정의하는 것이 친숙하지 않습니다. 기도는 하나로 되어 있습니다. 감기는 "상기도염에 국한된 병명"이라는 고정관념은 일단 버리는 쪽이 좋으리라 생각합니다.

이처럼 가이드라인에는 "일반감기"를 진단할 수 있는 것, 딱 들어맞게 분류할 수 있는 것이라 기재되어 있습니다. 여기서 실제 임상과 큰 격차가

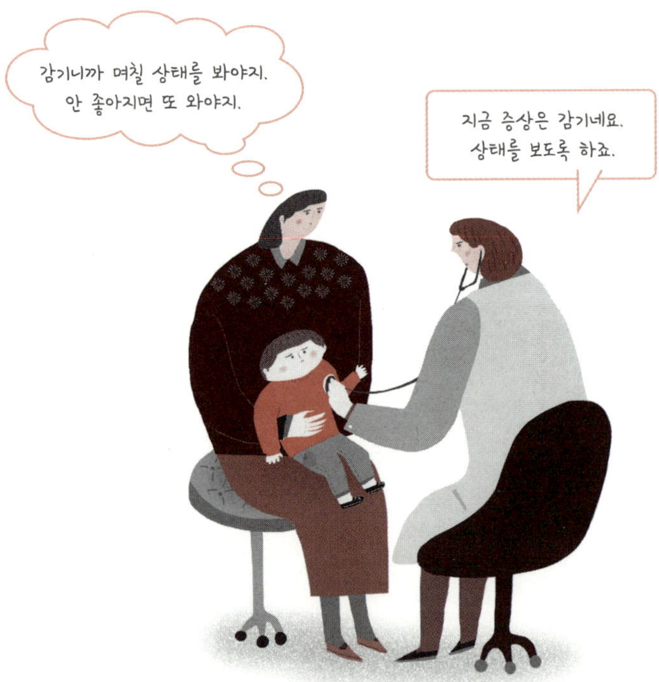
감기니까 며칠 상태를 봐야지.
안 좋아지면 또 와야지.
지금 증상은 감기네요.
상태를 보도록 하죠.

그림 1-4 감기 개념의 공유

있습니다. 미국의 "common cold"나 가이드라인의 "일반감기"는 일본의 감기 개념과 다르다는 점에 주의해야 합니다.

그러면 일차진료에서 쓸 수 있는 감기의 정의를 생각해 보겠습니다. 일차진료를 받을 때는 병의 초기인 경우가 많기 때문에, 그 시점에서 판단할 때는 늘 불확실한 것이 들어가게 됩니다. 감기는 정확한 진단명이 아닐 수 있기 때문에, 특정 증상이나 병원성 미생물, 체온 등으로 규정할 필요는 없다고 봅니다. 예전 의학의 분류 개념에 구애받지 않는 쪽이 좋습니다.

그래서 이 책에서 말하는 감기의 정의는 "대부분 자연치유가 예상되는 경증인 기도 감염질환"으로 봅니다. "대부분 자연치유가 예상되는"이라는 말에는, 적지만 일정 비율로 악화될 수도 있다는 의미를 포함합니다. "경증"이라는 것은 지금 시점에서 입원할 정도로 긴급하지 않다는 의미입니다.

우선은 [그림1-4]에 나오는 것처럼, 의사와 환자가 감기의 개념을 공유할 수 있도록 하는 것이 중요합니다. 발병 당시에는 경과 관찰을 해도 되지만, 악화되면 적절하게 대처할 필요가 있는 것이 감기입니다. 하지만 이렇게 규정했다고 해서 감기는 꼭 낫는 것이라고 생각하게 만드는 것은 위험하다고 봅니다.

column

투약보다 커뮤니케이션

진찰 후 불평을 듣고 싶지 않다는 이유로 감기에도 항생제를 처방할 때가 있다. 또한 열심히 치료하는 자세를 보호자에게 보여주어야 한다고 이유를 대는 의사도 있다. 처음에는 감기 증상이다가 그 이후에 증상이 나타나서 진단할 수 있는 질병은 무수히 많지만, 항생제로 예방할 수 있는 병은 거의 없다. 감기 진료에서 환자에게 불평을 듣는 경우, 진찰한 의사에게 부족했던 것은 치료가 아니라 충분한 커뮤니케이션이다. 평소 감기라는 개념을 공유할 수 있으면 이러한 문제는 줄어든다.

중이염과 부비동염

《소아호흡기감염증 진료가이드라인 2011》에는 중이염, 부비동염은 대상으로 삼지 않는다고 첫머리에 기술되어 있는데, 이에 반해 감기는 rhinosinusitis(부비동염)이라고 명확히 기재되어 있다. 2-2-A(52쪽)에 상세히 설명되어 있듯이, 영유아에서는 코와 부비동이 하나가 되고 중이 또한 인접해 있기 때문에, 기도 감염질환의 진료에는 중이염이나 부비동염을 반드시 진단해야 한다. 이러한 항목이 결여되어 있는 점에서도 이 가이드라인은 일차진료를 대상으로 하지 않음을 알 수 있다.

감기는 젊은 의사에게 맡긴다

감기 진료는 젊은 의사에게 맡길 때가 많다. 본문에도 썼지만 감기는 불확실한 것이며 이후에 트러블이 잘 발생한다. 따라서 병원에서는 어느 정도의 지위에 있는 선배의사의 경우 감기 진료를 피하는 경향이 있다. 젊은 의사가 처음에 진찰하고 "감기"라고 판단하여 경과 관찰을 지시했는데, 시간이 지나 중증 환자로 밝혀질 때도 있다. 나이를 먹은 의사일수록 "감기에 항생제"라는 역사가 길기 때문에, 젊은 의사는 선배에게 "왜 방치해 두었냐!"고 혼나기도 한다.

그러나 나중에 진료한 의사가 명의다. 처음에 선배의사가 진찰을 했더라도 진단이 되었는지 여부는 분명치 않다. 감기는 병 초기일수록 불확실하여 판단하기 어렵다. 확실하게 놓친 게 없다면, 진단을 위해 필요한 경과 관찰을 했다고 비난받을 일은 아니다.

보호자에게

- 의사끼리도 "감기"를 다루는 데는 큰 혼란이 있습니다. 전문가가 모인 "학회"에서도 감기에 대해 거론하는 일은 거의 없습니다. 가장 많은 질병인데도 이상하지요. 의사가 제대로 진찰하고 있지 않아서 확실하게 "감기"라고 말할 수 없는지도 모릅니다.

- 아이에게 열이나 기침, 콧물 같은 감기 증상이 생겼을 때, 아빠와 엄마에게 무엇이 중요할까요? 무엇을 알고 싶을까요? 아마도 아이가 치료될지 여부가 가장 궁금하겠지요.

- 물론 의사라도 미래를 예측할 수는 없습니다. "반드시 낫나요?"라는 질문을 받지만 확답할 수 없습니다. 그렇지만 의사들은 많은 아이들을 진찰하고 있습니다. 엄마와 아빠보다는 좀 더 경험이 있어서 다소 예상은 할 수 있습니다. 그럴 때 감기라는 말을 씁니다. 결국 감기는 "지금은 상태를 지켜봐도 되지만, 증상이 악화되면 또 진찰받으러 오세요"라는 의미입니다.

- 반대로 "감기니까 방치해 두어도 괜찮아!"라고 생각하지 않도록 해주십시오. 중요한 것은 집에서 안정을 취하면서 달라진 증상이 없는지 아이를 잘 주시하는 것입니다. 가정치료가 가장 큰 치료임을 명심하십시오.

감기란 무엇인가

감기와 위험

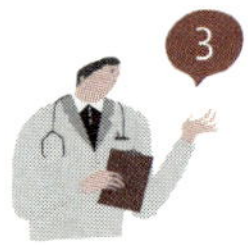

감기는 예측하기 어렵습니다. 그런 까닭에 일차진료 의사는 "악화되면 어떡하지?"라고 생각하는 경향이 있는데, 이는 과잉치료를 하는 원인이 됩니다. 이를 방어진료라고 하지요. 어떻게 하면 의사의 불안감을 없애고 방어진료를 줄일 수 있을까요?

이때 필요한 것이 위험관리라는 개념입니다. 위험이라는 것은 문제가 되는 "손상 크기"에 "발생 확률"을 곱한 것으로 손상의 통계적 기대치입니다. 불확정인 것을 적극적으로 고려하여 판단하는 지침으로 삼을 수 있습니다.

사람은 늘 위험을 고려하면서 행동합니다. 가령 출장에 자동차로 갈지, 전철로 갈지 고민을 하는데, 자동차는 빠르지만 사고위험이 높고, 전철은 안전하고 확실하지만 이동시간이 걸린다고 봅니다. 시간이 걸린다는 것도 한 가지 위험이기 때문에, 사고위험과 시간의 위험을 비교하여 어떤 방법

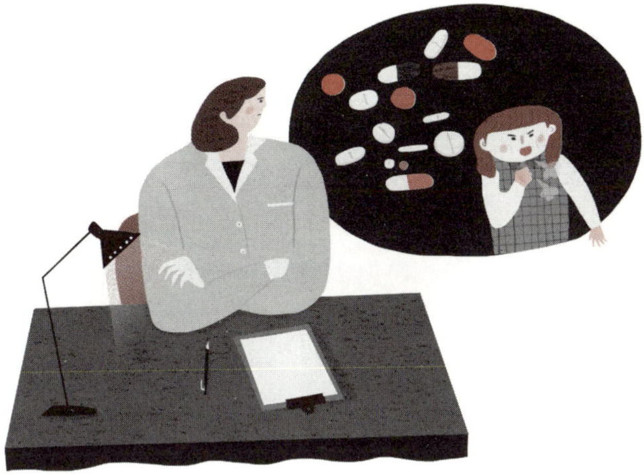

으로 출장을 갈지 결정하는 것입니다. 이처럼 위험을 제어하기 위한 일련의 행위를 총괄하여 위험관리라고 합니다. 결과적으로 시간이 걸리더라도 사고 가능성이 낮은 쪽이 좋다고 판단해서 전철을 선택한다면 위험관리를 했다는 것입니다. 또한 위험을 느끼는 방식은 사람마다 다릅니다. 자동차 운전에 익숙한 사람은 사고위험을 낮게 느낄 테고, 부자는 비용 위험을 낮게 추정할 것입니다.

출장을 갈 때 비행기로 갈 수도 있습니다. 비행기는 통계적으로 사망 사고가 가장 낮고 안전한 이동수단이지만, 하늘을 날기 때문에 비행기 이동을 극도로 무서워하는 사람이 있습니다. 더군다나 추락사고 영상을 본 이후라면 위험을 과도하게 느끼는 사람이 늘어날 것입니다. 반대로 F1 선수가 빠르게 달릴 수 있는 이유 중 한 가지는 "충돌해서 목숨을 잃을 수도 있다"는 위험을 보통 사람보다 낮게 생각하기 때문입니다. 이처럼 위험을 실제보다 극단적으로 크거나 작게 판단하는 것을 "위험인지의 왜곡"이라 합니다.

표 1-1 | 위험인지에 영향을 주는 10가지 인자

1	공포심	눈앞에서 열성경련을 본 엄마는 다음에도 발열을 겁낸다
2	제어 가능성	아이의 병을 조절할 수 없는 것이라 생각하면 위험을 크게 느낀다
3	인공적 인지, 자연적 인지	인공물을 위험하게 느낀다. 자연감염보다 백신을 겁낸다. 필요 이상으로 약을 싫어한다 등등
4	선택 가능성	스스로 선택한 위험은 작게 느낀다. 백신이나 투약이 강제로 이루어지면 위험을 크게 느낀다
5	아이와 관련된 사항	아이에게 관련된 위험은 크게 느낀다
6	새로운 위험	익숙한 질병보다 경험이 없는 질병 쪽에 위험을 크게 느끼고, 아기의 첫 발열에 위험을 느끼는 것도 마찬가지다
7	의식과 관심	보도가 크게 되고 사람들이 의식하게 되는 것을 겁낸다. 음식알레르기가 크게 보도되면 아기에게 계란 먹이기를 겁내는 것 등
8	본인에게 생기는 것인가?	본인과 관련될 가능성이 조금이라도 있으면 위험을 크게 느낀다. 에볼라 출혈열이 해외에서 유행하면 불안하지 않지만, 국내에서 발견되었다는 보도가 있으면 단숨에 불안감이 심해진다
9	위험과 이익의 균형	그 행동으로 이익이 없다고 생각하면 위험을 강하게 느낀다. 효과가 별로 없다고 생각하는 백신에는 위험을 강하게 느낀다
10	신뢰	위험을 전해주는 사람, 결정권자에게 신뢰감이 없으면 위험하게 느낀다. 신뢰감이 없는 의사에게 진찰을 받으면 불안해진다

(문헌3에서)

위험에 관해서는 다양한 해설서가 나와 있습니다. 하버드대학의 위험해석센터가 발표한 위험인지에 영향을 주는 10가지 인자는 [표1-1]과 같습니다.[3] "아이와 관련된 사항"은 위험하다는 느낌을 크게 받는다고 밝혀져 있는데, 이는 사람의 방어 본능으로서 당연합니다. 감기 진료에서는 위험이라는 개념에 따라 문제를 정리하고 판단의 기초로 삼는 것이 필요합니다.

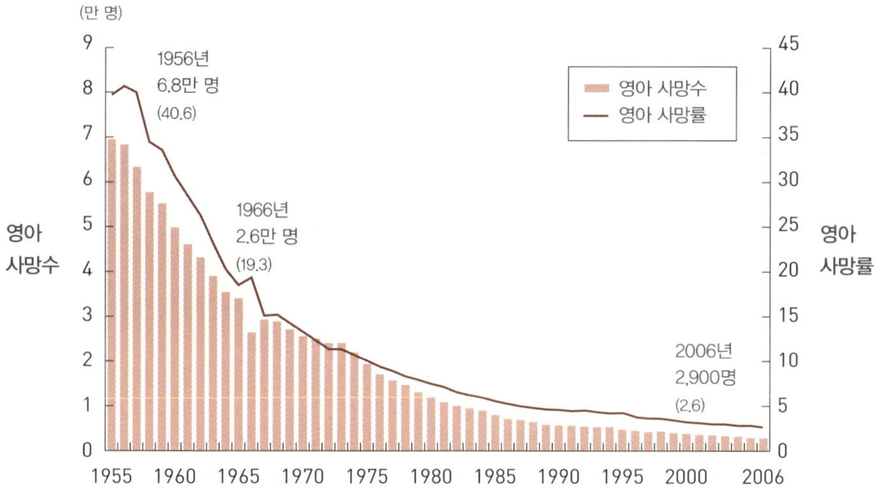

그림 1-5 영아 사망수와 사망률(출생 1,000명당)

위험의 손상 크기에서 가장 큰 것은 감염질환에 의한 사망입니다. 실제로 어느 정도의 사망 위험이 있을까요? 이전에는 호흡기감염이나 장관감염이 영유아 건강에 피해를 입히는 큰 원인이었습니다. [그림1-5]처럼 약 50년 전인 1960년 통계에서 영아 사망률은 출생 1,000명당 약 30명으로 현재의 10배 이상이었습니다.[4] 그중에서 폐렴 등의 호흡기감염질환이 사망원인의 큰 비율을 차지하고 그 뒤를 장관감염이 이었는데, 이처럼 일상적인 감염이 영유아에게 위협이었다는 것에 의심할 여지가 없습니다. 그러나 그 후 사망률은 급속하게 저하되고, 현재는 출생 1,000명당 약 2.4명 정도입니다. 2013년 0세 영아의 사망원인을 보면 1위는 선천기형 등이며, 2위는 호흡기장애 등, 3위는 영유아 돌연사증후군, 4위는 뜻밖의 사고입니다. 감염질환이 많아지는 1~4세까지의 통계를 보아도 1위는 선천기형 등, 2위는 뜻밖의 사고이며, 3위는 악성 신생물, 4위가 심장질환, 5위에 간신히 폐렴으로 되어 있습니다(표1-2).

표 1-2 | 아이의 사망원인

연령(세)	1위	2위	3위	4위	5위
0	선천기형 등	호흡기장애 등	영유아 돌연사증후군	뜻밖의 사고	출혈성 장애 등
1~4	선천기형 등	뜻밖의 사고	악성 신생물	심장질환	폐렴
5~9	뜻밖의 사고	악성 신생물	기타 신생물	심장질환	폐렴, 선천기형 등
10~14	악성 신생물	자살	뜻밖의 사고	심장질환	선천기형 등

(후생노동성: 2013년 인구동태통계 월례보고 1년 총합의 개괄에서)

이런 숫자가 보여주는 것은, 영유아가 감염질환에 뚜렷하게 강해져 있으며 예전부터 건강 피해의 큰 원인이었던 폐렴이나 장관감염에 의한 사망 위험이 현재는 극히 낮아졌다는 것입니다. 위험이 높던 시대에서 벗어나 감기에 대한 개념을 바꿔야 합니다. 오늘날 감기에 항생제를 비롯한 다양한 투약을 하는 것이 위험을 감소시킬 수 있는 것인지 회의적입니다. 오히려 부작용이라는 다른 위험이 커진 것 같습니다.

감기 진료란 위험관리 그 자체이며, 의사는 올바른 진료행위를 위해 위험을 늘 의식할 필요가 있습니다. 또한 보호자의 위험인지는 과도해지는 경향이 있으며, 주위의 다양한 상황이 그 인지에 강하게 영향을 주는 것도 의식해야 합니다. 뇌에서 처리된 위험은 "불안"이라는 감정으로 출력되기 때문에, 위험에 지나치게 과민해지면 "불안감이 고조되어" 일상생활의 스트레스가 증가할 것입니다. 일본의 영유아는 세계 최고수준의 안전을 확보하고 있습니다. 하지만 "안전"하더라도 "안심"이 된다고는 할 수 없습니다. 현재 보호자는 "안심"을 느끼고 있을까요? 감기 위험을 쓸데없이 강조하는 것은 오히려 다른 위험을 늘리는 결과를 초래할 수 있습니다.

column

감기공포증인 엄마

이전에 어느 학교의 교사와 상담을 한 적이 있다. 감기에 걸리는 것이 겁난다는 이유로 인플루엔자 시즌에 아이를 장기간 결석시키는 엄마가 있는 모양이다. 또한 학교에서도 마스크를 꼭 쓰고 있으라고 아이에게 일러둔다. "왜 그렇게 시키세요?"라고 물으니, "어렸을 때 감기가 악화되어 폐렴에 걸린 적이 있어서요"라는 이유였다. 감기의 합병증으로 폐렴은 확실히 주의해야 하지만, 오늘날 일본에서 폐렴이 생명에 관련된 케이스가 되는 일은 극히 드물다. 당시 담당의사가 폐렴 위험을 지나치게 강조했는지도 모른다. 엄마가 가벼운 정신질환을 갖고 있는 경우도 있고, 감기 위험의 인지가 너무 집착하게 만든 것 같았다. 하지만 이렇게 되면 학교생활뿐 아니라 아이의 몸과 마음이 성장하고 발달하는 데 영향을 줄 것이다.

급성 질환에 대응하는 것은 중요하지만, 아이가 입원하게 되면 엄마의 정신적인 영향은 상당히 크다. 경우에 따라서는 급성 질환의 위험관리를 하겠다는 생각이 "장기간에 걸쳐 엄마의 불안을 증대시킨다"는 새로운 위험을 만들어버릴 수도 있다.

백신에 의한 위험관리

감기의 위험을 낮추기는 어렵다. 발열 후 병원에서 서둘러 진찰을 받아도 합병증을 막을 수도 없고 빨리 낫는 것도 아닌 것 같다. 애초에 감기는 언제 걸렸는지조차 모른다. 증상이 생긴 뒤 당황해서 대처하는 것은 보호자의 부담이 크다.

감기에 따른 다양한 위험을 낮출 수 있는 것이 백신이다. 백신을 모두 접종했다면 발열이 있는 경우에 중증 감염질환일 가능성은 극히 낮아진다. 감기 치료를 어떻게 할지를 논하기보다 우선 백신을 접종하는 것이 정답이다.

그러나 부작용의 위험이 전혀 없는 게 아니라는 논리로 모든 백신에 반응하는 사람도 있다. 접종을 하지 않으면 접종에 따른 부작용의 위험은 전혀 없겠지만, 그 대신 다양한 감염 위험이 높아진다. 위험관리라는 측면으로 생각하면 잘못임을 알 수 있을 것이다.

백신에 대해 다양한 예측을 하는 단체가 공포심을 선동하거나 낮은 위험을 무턱대고 강조하기도 한다. 이는 사람의 위험인지를 왜곡시켜 행동을 조절하려는 것이다. 반대로 백신 접종을 계도할 때, 질병에 대한 공포를 강조하는 것은 위험 강조로 이어진다. 반대파와 한판 승부를 겨루는 것은 안 하는 게 좋다.

보호자에게

- 아이를 키울 때 가장 큰 위험은 무엇일까요? 그것은 사고입니다. 양육 시 보호자가 가장 주의해야 할 것은 발열, 기침 같은 것이 있을 때 병원에서 진찰받는 것보다 평소 사고예방입니다.

- 감기로 열이 날 때마다 항생제를 쓰고, 콧물과 기침을 그치게 하기 위해 감기약을 쓴다는 보호자도 있습니다. 그러나 이는 잘못된 위험관리입니다. 왜냐 하면 감기에는 듣는 약이 없는 반면, 상당히 드물지만 위중한 약물 부작용이 생길 수 있기 때문입니다. 감기에 걸릴 때마다 다양한 약을 복용시키면, 적긴 하지만 사망률이 올라갑니다. 그리고 백신은 사망률을 확실히 낮춥니다. "감기에 항생제와 감기약"보다는 우선 백신으로 아이를 지켜줍시다.

감기란 무엇인가

감기 교육의 필요성

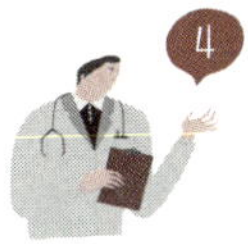

저는 감기 진료에도 교육이 필요하다고 생각합니다. 그 교육이 왜 필요한지 이야기하겠습니다. 아이가 처음으로 걸리는 질병은 "감기"이며, 소아 의료에 종사하는 모든 의사에게 감기 교육은 필수라고 생각하지만, 실제는 전문성이 더 높은 질환이 우선시되고 감기 진료의 교육은 등한시되는 게 지금의 상황입니다. 그러나 감기를 의학교육에 편입해서 일본의 의료개념까지도 바꿀 수 있다고 생각합니다.

[그림1-2](18쪽)에 나오는 것처럼 기도감염은 색깔이 옅은 감기가 대부분이지만, 그중에는 중증도가 좀 더 높은 진한 색, 더 진한 가장 중증 질환까지 그러데이션(gradation)이 됩니다. 이 질환피라미드에서 보여주는 색깔의 진함은 위험의 크기로 바꿔서 적용할 수 있습니다. 모든 질병은 동일한 스펙트럼의 형태를 취하기 때문에, 임상에서는 질병의 진단과 동시에 위험평가가 필수입니다. 눈앞에 있는 환자의 병태가 연속된 그러데이션에

서 어느 부근에 위치하는지 늘 염두에 두어야 한다는 것입니다. 위험이 낮은 경우에는 굳이 치료하는 것이 오히려 다른 위험을 늘리는 결과를 초래할 수 있습니다. 그러면 의사는 어떻게 감기 진료 교육을 받았을까요? 시설이나 세대에 따라 다르겠지만, 상당히 빈약한 교육밖에 받지 못한 게 사실입니다.

우선 제가 받은 교육은 어땠을까요? 제가 졸업했던 1991년도는 의국제도가 농후하게 남아 있던 시절로, 대학을 졸업하면 대부분 출신 대학의 의국에 입국했습니다. 교수는 사장과 같으며, 그 밑에 조교수와 강사 선생님이 있었습니다. 교수는 인사권을 갖고 있으며, 그것은 "언제든지 자를 수 있는" 절대적인 권력입니다. 그 교수를 최상위 위치에 두고, 의국 전체는 상명하복의 봉건적인 조직이 됩니다(그림1-6).

환자의 진찰은 교수와 선배가 하는 것을 보고 기억합니다. 처음에는 아무것도 모르기 때문에 교수나 강사 선생님의 곁에 붙어서 진료기록부에 소견을 기입하는 것이 업무입니다. 지금도 당시 교수가 진찰하면서 낭랑하게 노래하듯 소견을 말한 것이 선명하게 기억납니다.

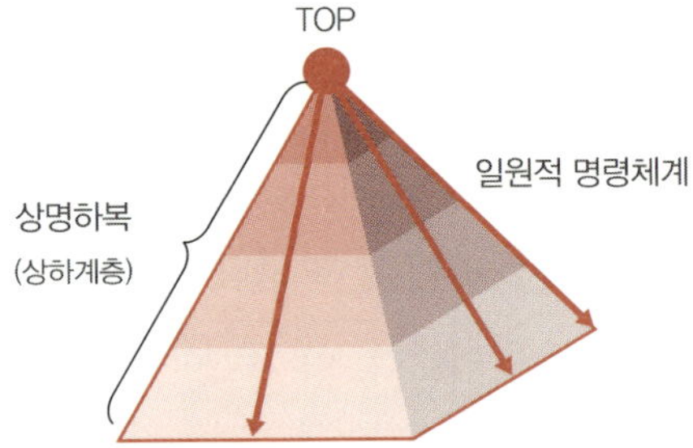

그림 1-6 의국의 조직 이미지

- countenance(용모): normal(정상)
- nutrition(영양상태): moderate(적당함)
- cardiac sound(심음): clear(잡음 없음)
- lung sound(폐음): no rale(수포음* 없음)
- pharynx(인두): slightly reddened(조금 붉음)
- abdomen(복부): n.p.(특별히 소견 없음)

* 수포음: 흉부 청진을 할 때 들리는 정상 이외의 소리

앞서 나온 소견을 말로 한 것을 진료기록부에 영어로 기입합니다. 이 업무는 '슈라이버'(Schreiber, 서기)라고 했습니다. 이것만 독일어인 것은 전통 같습니다. 진료기록부 기재를 하면서 진찰하러 온 아이의 용모에는 어떤 특징이 있는지, 영양상태에 문제는 없는지 등 기본적인 것을 배워 나가는 셈입니다.

얼마 후 병동에 입원한 아이들을 담당하게 되고, 매일 선배의사의 진찰을 보고 배웁니다. 다소 익숙해지면 3~4개월이 되지 않아 응급외래에서 환자를 진찰하게 됩니다. 응급외래에서 진찰받는 대부분은 감기 환자라서, 수련의라도 어떻게든 치료할 거라는 것과 뭐라 해도 초과근무 시간에는 인력이 부족하기 때문에 수련의 역시 모두 동원됩니다. 그래서 약을 스스로 처방했던 것으로 기억하는데, 제가 배운 것은 다음과 같습니다.

열이 있으면 → 항생제(Cefaclor: Kefral®, Cefalexin: Keflex® 등)

열+기침 → 마크롤라이드계 항생제(Erythromycin: Erythrocin®, Clarithromycin: Clarith®)

기침 → 진해제(Tipepidine hibenzate: Asverin®, Dextromethorphan: Medicon®)

콧물 → 항히스타민제(Cyproheptadine: Periactin®, d-chlorpheniramine: Polaramine®, Alimemazine: Alimezine®)

쌕쌕거림 → 기관지확장제(Procaterol: Meptin®, Tulobuterol: Hokunalin®, Theophylline: Theodur® 등)

응급외래에는 발열과 천식 발작인 아이가 많이 왔습니다. 천식 발작의 대응은 금세 익숙해집니다. 흡입시키고 그것으로 효과가 없으면 주사를 놓고, 일상 업무로서 익숙하게 처리하기 때문입니다. 다만 발열은 상당히 두려운 병이었습니다. 대부분의 경우에는 왜 발열이 있는지 모르기 때문입니다. 많은 선생님들은 "목이 빨간 것"을 진단 근거로 삼았습니다. 그런데 제게는 어떤 "목"이나 똑같아 보였고 전혀 알 수 없었습니다. 어느 선배의사에게 물었더니, "목이 빨갛다는 것은 환자를 납득시키기 위해 말하는 거지"라는 말을 듣고 나서야 이해가 되었습니다. 저도 목을 보고 감기로 진단하며 항생제까지 사용하면 제 역할은 다한 것이라고 생각했습니다.

어느 날, 고열이 난 아이가 걱정되어 응급외래를 방문한 엄마에게 매뉴얼대로 세파클로(Cefaclor)를 처방한 적이 있습니다. 당시 응급외래는 수련의 한 명이 진찰하고 있어서, 다음날 선배의사의 외래에서 꼭 진찰받게 되어 있었습니다. 뭔가 놓친 것이 있으면 안 되기 때문입니다. 응급외래 다음날, 당직이 끝난 직후 선배의사가 진찰하는 옆에서 의무기록을 작성하고 있는데, 전날 밤에 진찰했던 아이를 그 엄마가 데리고 내원했습니다. 선배의사의 진찰 중에 제가 있는 것을 본 엄마가 "이 선생님께 처방받은 약이 아주 잘 들어서 하루 만에 열이 내려갔어요! 또 같은 약을 주세요"라고 말씀하신 것을 선명하게 기억합니다. 그런데 그 엄마는 대단히 고마워하셨지만, 이 약은 효과가 있었던 걸까요? 감기는 처음에 발열이 있고 통상적으로 1~3일이면 해열됩니다. 열이 높을수록 보호자는 불안해지기 때문에 응급외래에서 진찰을 받습니다. 당연히 그 후 열은 내려가지만, 그것은 아마도 자연경과였던 것 같습니다. 그러나 "열이 내려갔다는 사실을 그렇게까지 좋아해 주다니"라고 생각하며, 그때는 위화감을 약간 가지면서도 좋아했던 기억이 납니다.

요즘은 상당히 바뀌었다고 생각되지만, 저와 같은 세대인 소아과 의사의 감기 교육은 이 정도입니다. 최근 감기 진료에서 어떤 진찰과 처방을 하는지 설문조사를 몇 차례 했는데, 대부분의 소아과 의사가 앞서 말한 방침으로 진찰하는 것 같았습니다.[5,6] 당시에는 어쩔 수 없었습니다.

옛날이야기는 이 정도로 하고, 당시 교육시스템이 지금의 감기 진료에 어떻게 영향을 주었는지 문제점을 정리하겠습니다.

A 수련시설의 문제

감기 진료 역시 대학병원에서 배우는 것이 보통이었습니다. 현재도 수련지정병원은 큰 병원이 많은 것 같습니다. 이것이 큰 문제인데, 대학병원이나 지역의 상급병원에서 진찰받는 아이들은 일반적인 아이에 비해 압도적으로 중증인 경우가 많습니다(반면 로컬 의원에는 경증 환자가 많습니다). 응급 진찰을 받는 경우에도 기초 질환이 있는 아이가 많습니다. 그대로 경험을 쌓은 후에 시민병원이나 의원에서 보통 아이의 감기를 진료하게 되면, 감기도 위험한 것처럼 판단하여 과잉진단과 치료로 이어집니다. 감기에 대한 보호자의 위험인지는 과잉이 되는데, 의사 역시 그렇기 때문에 더욱 그것을 조장하는 것입니다.

수련에 관해서는 현재 상당히 개선되고 있지만, 동일한 문제가 남아 있습니다. 큰 병원의 수련제도에서는 감기뿐 아니라 많은 질환에서 전체 모습을 파악하기 어렵습니다. 또 대학병원의 조직은 아직 봉건적이기 때문에 선배의사가 진찰하는 방식을 비판하기 힘든 탓에, 의국 전체에서 잘못된 처방을 쭉 이어받는 문제도 있을 수 있습니다. 그러나 이것이 큰 문제가 되지 않는 이유는, 감기는 어떤 치료를 해도 최종적으로는 낫는 병이기 때문입니다.

B 진찰과 진단

당시에는 각 의사가 경험칙(經驗則)으로 진단까지 했습니다. 내과에는 뛰어난 진단학 책이 있었지만, 소아과에는 소견을 취하는 데 어려운 점도 있고 진단학에 지름길이 될 만한 것이 없었습니다.

당시 수련에서 최대 문제는 고막이나 비강 점막을 관찰하는 것을 배우지 않았다는 점입니다. 미국의 소아과에서는 수련할 때부터 고막을 반드시 보도록 배운 듯합니다. 여기에는 서양인과 동양인의 귀지 차이가 있습니다. 서양인의 귀지는 습성(濕性)인 것이 대부분이며 면봉으로 닦으면 잘 없어집니다. 한편 아시아인의 귀지는 건성(乾性)이라 면봉으로는 없앨 수 없습니다. 아이의 머리를 고정시키고 귀지 집게로 잡아서 꺼낼 필요가 있는데, 어린아이는 날뛰어서 위험하고 손이 많이 갑니다. 추가로 1인당 진료시간은 일본이 훨씬 짧고, 그마저도 제대로 하지 못하는 것, 고막 관찰에 적합한 검이경(auriscope)이 없는 것도 영향을 주는 것 같습니다. 아이의 감기를 진료하려면 고막이나 코 점막을 반드시 관찰해야 합니다. 큰 병원에서 진료할 때는 필요성이 낮더라도, 일차진료를 할 때는 필요성이 곧바로 늘어납니다. 이것을 습득하지 않은 채 감기 진료를 한다는 것은 큰 문제입니다.

column

목이 빨갛다?

진찰에서 "목이 빨갛다"는 것을 감기의 진단 근거라고 할 때가 있다. 목의 어디를 보는 걸까? 보이는 것은 편도 일부와 중인두 후벽뿐이다. 엔테로바이러스나 아데노바이러스 같은 인두염을 일으키는 바이러스에서는 목구멍이 적색일 때가 있지만, 기타 기도감염에서는 보이는 범위에 소견이 있는 경우가 적다. 바이러스가 주로 감염되는 것은 눈으로 볼 수 있는 중인두가 아니라 비강에서 상인두까지 비인두라고 하는 부분이기 때문이다.

인두를 보고 진찰하는 것이 어느 정도 진단의 근거가 되는지는 명확하지 않다. 소아과 의사를 대상으로 한 조사에서도 인두에 유의성 있는 소견인 비율은 30~90%까지 상당히 폭넓으며,[7] 통일된 견해로는 될 수 없다. "목이 빨갛다"는 것을 감기의 진단 근거로 삼아야 할 것은 아니다.

C 투약

대형 병원의 진료에서는 아무래도 치료를 우선한다는 식으로 생각합니다. 기본적으로 "어떻게 치료할까"를 배울 수는 있지만, "어떤 아이를 치료할까"를 배우는 일은 거의 없습니다.

또한 당시에는 어쨌든 눈앞의 증상을 없애는 것이 진단에서 우선시되었습니다. 발열이 있으면 항생제를 처방하고 해열제를 투여합니다. 기침에는 진해제를 처방하고, 콧물이 있으면 콧물을 그치게 하는 약을 처방하는 것이 당연했습니다. 발열은 진찰만으로 원인을 알 수 있는 게 아닙니다. 앞서 말한 대로 "목이 빨갛다"는 의사의 방편밖에 되지 않습니다. 의사는 위험 회피를 위해 항생제를 처방하고, 보호자는 안심하기 위해 항생제를 복용시키는 것이 당연하게 되었습니다. 그때문에 보호자 사이에서 "감기는 목에 세균이 붙어서 생기는 것으로 항생제로 고친다"는 감기에 대해 잘못된 이미지가 생겼습니다. 또한 기침이나 콧물 같은 기도감염의 증상은 생체의 방어반응이라서 그치지 않게 하는 게 좋지만, 보호자의 만족도를 높이기 위해 기침과 콧물을 그치게 하는 약을 주던 시절이 있었습니다.

D 소아 의료의 변화와 재교육 문제

최근 일차진료의 소아 의료는 극적으로 변화했습니다. 외래에서도 간단하게 사용할 수 있는 편리한 진단기구가 차츰 등장하고 있습니다. 그중에서도 큰 변화로는 침대 옆에 둘 수 있는 소형 혈액검사기기를 간단하게 쓸 수 있게 된 점, 바이러스 등을 신속하게 검사할 수 있는 기기가 많이 개발된 점 등을 들 수 있습니다. 또한 진료 상황의 변화뿐 아니라 인터넷이 발달하면서 정보를 쉽게 얻을 수 있는 소프트웨어가 계발된 영향도 큽니다. 진료실에 있으면서 해외의 임상데이터를 입수하고 의사끼리 네트워크로 커뮤니케이션이나 토의를 하는 것도 가능해졌습니다.

오늘날 새로운 정보를 늘 접하는 의사는 치료 우선인 의료에서 탈피하고 있지만, 그런 정보에 소홀한 의사는 종전의 의료를 계속하는 양극화된 상태가 되었습니다. 스타일을 바꾸지 않은 채 진료를 계속해도 아이들이 낫고 보호자들이 고마워하기 때문에 문제점은 보이지 않습니다. 의식이 어지간히 높은 의사가 아니라면, 현재의 진료방식을 스스로 재검토하겠다는 생각은 없는 것 같습니다.

감기 진료의 문제점은 외부에서 지적받지 않으면 알 수 없는 것이므로, 일차진료 의사의 재교육이 필요합니다. 수련의 교육시스템은 현재 갖춰져 있지만, 일차진료를 담당할 경력을 쌓은 의사는 교육을 받을 기회가 없습니다. 또 새로운 방식으로 생각하는 의사는 젊은 사람이 많아서, 종전의 연공서열에 익숙한 의사는 젊은 의사의 의견을 받아들이기 힘든 점도 있는 것 같습니다. 재교육을 할 시스템을 만드는 것이 필요합니다.

column

의사의 임상수련제도

의사의 임상수련제도는 1946년에 창설된 실제수련제도(소위 인턴제도)로 시작된다. 이 제도는 의사국가시험을 보기 전에 1년 이상의 수련을 하는 것으로, 국가면허가 없는 상태에서 진료를 하는 것과 인턴이 무급이라는 점 등의 많은 문제가 있어서 1968년에 폐지되었다. 이때 만들어진 것이 임상수련제도로, 대학 졸업 직후에 의사국가시험을 보고, 합격한 뒤 2년 이상의 임상수련을 한다고 알려져 있다. 그러나 이는 권고규정으로, 실제로는 각 의국의 도제방식으로 한동안 수련을 받은 뒤 바로 통상적인 진료를 하게 되었다. 이 시기의 의사 교육에는 큰 문제가 있었다고 할 수밖에 없다. 2004년에는 신(新)의사 임상수련제도가 제정되어 2년 이상의 임상수련이 필수가 되었다. 그 목적 중 한 가지에 "일차진료의 기본적인 진료능력을 습득한다"라고 명기되어 있다. 이 때문에 새로운 수련을 받은 젊은 의사들이 문제점을 잘 이해하고 있는 것 같지만, 연공서열인 의사 세계에서는 발언권이 약하다. 또한 그들에게는 아직 경험이 없으며, 진료에 참고가 될 임상데이터가 부족하다. 장래의 소아 진료, 더 나아가서는 아이들을 위해서도 젊은 의사를 이끌 임상연구를 해나갈 필요가 있다.

[참고문헌]

1 小児呼吸器感染症診療ガイドライン作成委員: 小児呼吸器感染症診療ガイドライン2011, 協和企劃, 東京, 15, 2011

2 Turner, RB, Hayden GF: The Common Cold. Nelson Textbook of Pediatrics, 19th, ed, Kliegman RM, Stanton BF, St. Geme JW, et al(ed), Elsevier Saunders, Philadelphia, 1434-1435, 2011.

3 佐藤健太郎: "ゼロリスク社会"の罠- "怖い"が判断を狂わせる, 光文社, 東京, 2012.

4 厚生労動性: 乳児死亡
http://www.mhlw.go.jp/toukei/saikin/hw/jinkou/tokusyu/gaikoku07/05.html

5 西村龍夫, 山本淳, 有瀧健太郎, 他: 外来小児科医を対象とした風邪患者に対する診療行為と投薬についてのアンケート調査. 外来小児科, 17(3): 375-379, 2014.

6 西村龍夫, 田辺卓也, 黒瀬裕史, 他: 小児科外来を受診した軽症気道感染症の経過に影響する因子について. 外来小児科, 17(2): 137-144, 2014.

7 日野利治, 青木才一志, 絹巻 宏 他: 共同研究 臨床診断の根拠を調べる(集計報告). 外来小児科, 15(1): 102-103, 2012.

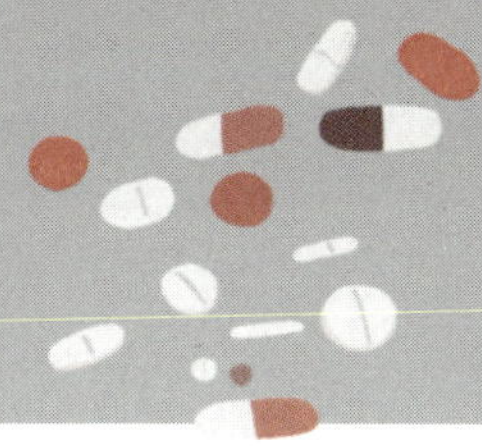

2

감기의 병태생리

—

1. 감기의 자연경과
2. 바이러스와 세균
3. 발열
4. 콧물
5. 기침
6. 천명

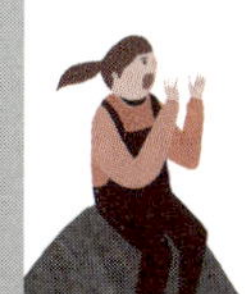

감기의 병태생리

감기의 자연경과

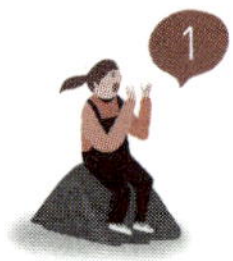

감기 진료를 할 때 감기의 자연경과를 알아두는 것은 중요합니다.

[그림2-1]에는 감기의 가장 일반적인 경과를 그래프로 올렸습니다.[1] 원인이 되는 것은 바이러스가 대부분이지만, 대부분의 발열은 1~3일 정도에 진정됩니다. 때로는 5일 정도 지속될 때도 있지만, 1주 이상이 되는 경우는 없습니다. 다만 일단 내려간 열이 다시 오르는 이정점(bimodal) 발열이 될 수도 있음에 주의해야 합니다.

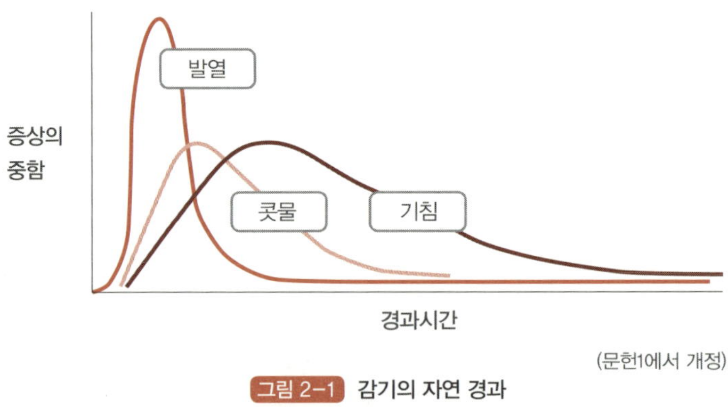

(문헌1에서 개정)

그림 2-1 감기의 자연 경과

발열이 있은 뒤 시간이 약간 지나서 콧물이 납니다. 초기에는 사이토카인의 영향으로 혈관투과성의 항진에 의한 맑은 콧물입니다. 그 후 파괴된 바이러스와 세균 파편을 탐식처리하기 위해 백혈구 성분이 많아지고 화농성으로 변화합니다.[2]

마지막으로 기침이 생기는데 발열이나 콧물의 정점과는 대개 어긋납니다. 기침은 서서히 심해지고, 안 좋을 때는 밤에도 잠을 못 잘 정도로 기침을 합니다. 며칠이면 개선됩니다. 감기 중에서 가장 오래 끄는 증상이 기침인데, 몇 주~1개월 이상 지속될 때도 드물지 않습니다.[3]

이처럼 감기에서 가장 초기부터 생기는 증상은 발열입니다. 일본에서는 조기에 진찰하는 일이 많아서, 열이 갑자기 날 때 진찰하면 그것이 감기 초기인지 다른 중증 감염인지 감별하기 어렵습니다. 따라서 위험을 피하고 싶은 의사는 항생제를 더 처방해 버리는 경향이 있습니다.

또한 감기 증상은 모두 정점을 보인 뒤 며칠이면 개선됩니다. 이때 약을 복용하면 그 효과로 나았다고 착각하기 쉽습니다.

column

자연경과는 의외로 알려져 있지 않다?

의외라고 생각할지 모르지만, 여기서 보여준 감기의 자연경과를 모르는 의사가 적지 않다. 많은 의사들이 감기 교육을 제대로 받지 않았을 뿐 아니라, 조기 감기 치료가 당연시되어서 자연경과를 볼 일이 적기 때문이다. 투약이나 의료 개입의 효과 여부를 판단하려면 감기의 자연경과를 알아둬야 하지만, 이를 이해하지 않고 발열에 항생제를 투여하여 며칠 만에 해열되면 보호자뿐 아니라 의사도 약의 효과라고 생각해 버릴 것이다.

column

인플루엔자의 신속검사

"인플루엔자에 걸려도 초기에는 검사가 양성이 되지 않는다"고 알려져 있다. 이는 본문에서 말한 감기의 자연경과로 설명할 수 있다. 인플루엔자바이러스가 코의 점막세포에 감염되면, 처음에 열이 나지만 콧물이 나오기까지는 약간의 시간적 지체가 있다. 바이러스 신속검사는 콧속 분비물을 취해서 그 안에 바이러스가 있는지 여부를 살피는 검사다. 발열 초기에 말라 있는 코를 닦아내도 분비물을 채취할 수 없기 때문에 바이러스의 검출은 어렵다. 신속검사는 콧물이나 기침 증상이 생긴 뒤에 해야 한다.

보호자에게

- 감기가 어떤 경과를 거쳐서 낫는지는 사실 아무도 모릅니다. 아무리 명의라도 "열이 하루에 내릴지, 1주 동안 계속될지" "기침은 가볍게 해결될지, 심해질지" 예측하기란 불가능합니다. 다만 한 가지 확실한 점은, 어떤 경과를 취하더라도 감기는 최종적으로는 낫는다는 것입니다.
- 그러나 매번 하던 것처럼 "약"을 복용시키면, 감기가 자연히 낫는다는 아주 당연한 사실을 믿을 수 없게 됩니다. 아이는 몇 번이나 감기에 걸립니다. 자연히 낫는다는 인식이 없으면 감기에 걸릴 때마다 불안감이 커집니다. 부디 어떤 약도 먹이지 말고 아이의 감기 경과를 지켜봐 주십시오. 그래도 괜찮고 결국에는 낫습니다. 감기니까요.
- 병원에서 진찰을 받는 목적은 "현재 증상이 위험한지 어떤지"의 판단을 의사에게 요청하기 위해서입니다. "감기약으로 치료받겠다"는 마음을 갖지 않는 쪽이 좋은 의료를 받을 수 있다고 생각합니다. 감기일 때 의사의 조언은 필요하지만, 치료는 불필요하다는 것입니다. 그렇게 해서 보호자 스스로 감기를 고친 경험은 양육에 대한 자신감으로 이어집니다.

* 극히 드물지만 예측이 어려운 합병증이 생길 때도 있습니다. 아이의 상태를 잘 봐 두는 것이 필요합니다. 하지만 이러한 합병증은 약으로도 막을 수 없습니다.

감기의 병태생리

바이러스와 세균

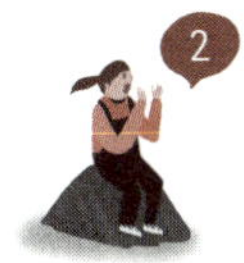

바이러스와 세균이라는 말을 들으면 어쩐지 무서운 이미지가 연상됩니다. 보호자는 더욱 그럴 것 같습니다. 물론 우리 몸속에는 몇 만 종류, 1,000조가 넘는 세균이 살고 있습니다. 바이러스는 세균과 달리 통상적인 현미경으로는 보이지 않으며 셀 수 없는데, 바닷물 한 방울 속에 1,000만 개나 되는 바이러스가 있다고 합니다.[4] 생물이 바닷물에서 태어났다는 것을 감안하면, 우리 몸속과 바깥에 무수한 바이러스가 있는 것은 당연합니다. 그럼에도 극히 일부 병원성을 보이는 것 외에는 그 존재조차 잘 모릅니다.

바이러스나 세균의 이미지가 안 좋은 것은 그저 정보가 편향되어서 그런 것 같습니다. "에볼라바이러스로 몇 만 명이나 되는 사람이 죽고 있다"라든가, "병원성 대장균으로 ○○명이 식중독으로 판명되었다"는 정보가 많이 들어옵니다. 결국 병원성 바이러스나 세균에 관해서는 많은 정보가 전달되는데, 평소 우리 몸에 살고 있는 "필요한" 바이러스나 세균의 존재를 누구나 무시하고 있습니다. 실제로 바이러스나 세균이 없이는 살 수 없지요. 사람도 포함하여 생물은 무수한 바이러스나 세균 속에서 일정한 질서(항상성)를 유지하는 것으로 이해할 수 있습니다.

바이러스나 세균 중에서 병원성을 갖는 것은, 변이가 갑자기 반복되는 중에 이따금 사람의 몸에 "감염"되는 능력을 획득한 극히 얼마 안 되는 종류뿐입니다. 여기서는 아이의 감기에 관계되는 바이러스와 세균을 화제로 삼겠습니다.

A 바이러스

감기는 대부분 바이러스에 의한 상기도감염으로, 바이러스에 대한 지식을 갖는 것은 임상의사에게 상당히 중요합니다.

2015년 7월 현재, 일반 외래에서 사용할 수 있는 호흡기계 바이러스 신속진단 키트는 인플루엔자바이러스, RS바이러스, 아데노바이러스, 메타뉴모바이러스에 대한 것이 있습니다. 또한 바이러스는 아니지만 용혈연쇄구균과 미코플라스마 항원검출 키트도 판매되고 있습니다. 이러한 키트를 이용하여 유행 상황의 확인과 어느 정도의 위험 파악이 가능해지는 것 같습니다. 그 외에도 리노바이러스의 유행은 천식 악화와 밀접한 관계가 있

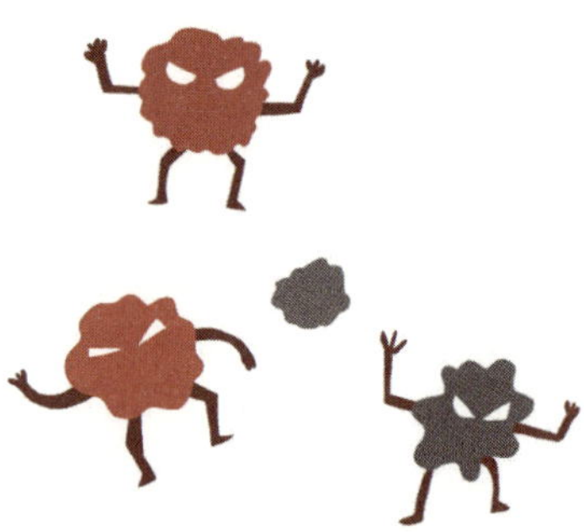

어서 기억해 두는 쪽이 좋을 듯하며, 기도 증상이 심한 바이러스로 파라인플루엔자바이러스를 들 수 있습니다.

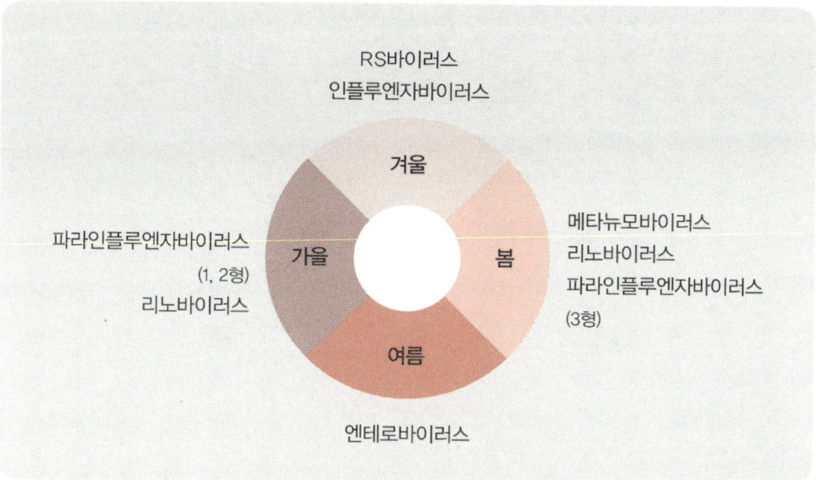

그림 2-2 바이러스의 계절 변화 (문헌5에서 개정)

바이러스의 유행에는 계절성이 있습니다. 바이러스가 유행하는 대표적인 계절은 [그림2-2]와 같습니다.[5] 연말에 RS바이러스가 유행하고, 그 후 인플루엔자바이러스로 바뀝니다. 봄에는 메타뉴모바이러스, 리노바이러스, 파라인플루엔자바이러스(3형)가 유행하고, 기침이나 콧물 등 기도 증상을 많이 볼 수 있습니다. 이것이 진정되면 엔테로바이러스입니다. 이 바이러스의 특징은 다른 바이러스와 감염되는 부위가 다르기 때문에 콧물과 기침 증상이 없습니다. 가을이 되면 다시 파라인플루엔자바이러스(1, 2형), 리노바이러스, RS바이러스의 순서로 유행하고 기침이 심한 아이가 증가합니다. 이와 같은 바이러스 감염 유행의 기본적인 계절 패턴은 이해해 두어야 합니다.

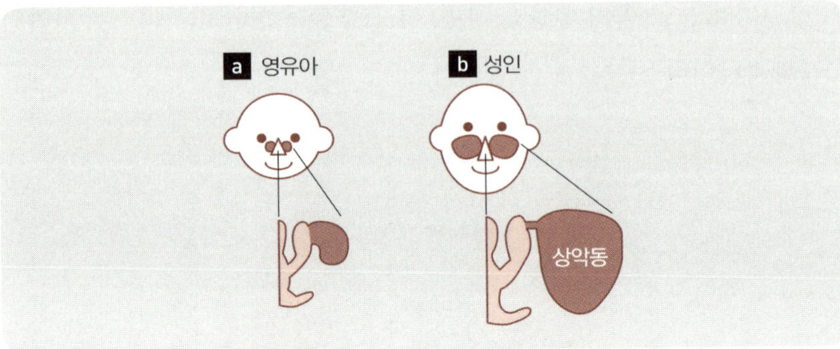

그림 2-3 영유아와 성인의 부비동 구조

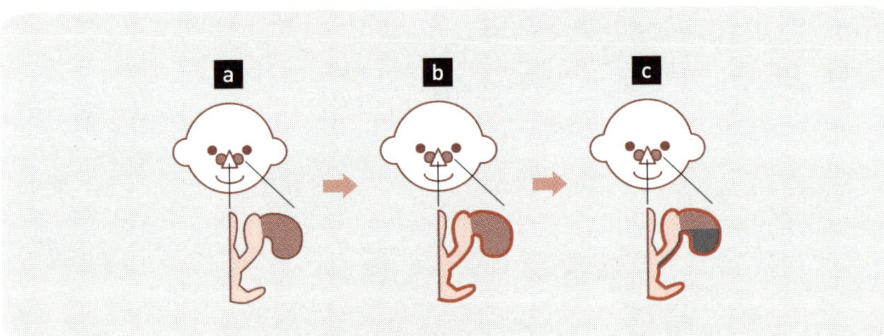

그림 2-4 부비동염

감기에 관련된 대부분의 바이러스는 비강 점막에 감염되며, 세포 안에서 늘어나게 됩니다. 그때 인터페론 같은 사이토카인이 작용하여 발열과 인통, 두통이나 관절통 등의 증상이 생깁니다. 감염 초기에는 몸의 여기저기 "통증"이 자주 생기며, 때로는 열이 없이 "통증"만 생길 때도 있습니다.

바이러스는 점막에서 점막으로 퍼지는데, 이때 부비동의 구조가 문제입니다. [그림2-3]에 나오는 대로 성인에서는 부비동과 비강이 각각의 공간으로 되어 있습니다. 그런데 영유아의 부비동은 비강과 잘 소통되고 거의 하나로 되어 있습니다.

영유아의 비강에 바이러스 감염이 생기면, [그림2-4] ⓐ→ⓑ처럼, 바이러스는 점막에서 점막으로 차츰 퍼집니다. 서양에서는 감기를 rhinosinusitis(부비동염)라고 하는데, 감기의 병태를 파악하는 데 부비동염을 이해하는 것은 상당히 중요합니다. 구조적으로 부비동 내부에는 분비물이 잘 고이지만, 고인 분비물 내 수분은 점막에서 서서히 흡수됩니다. 그 후 바이러스 감염 단계가 진행하면 [그림2-4] ⓒ와 같이 점도가 높아진 분비물이 저류됩니다. 이 분비물이 비강에 생기고, 앞으로 흐르면 화농성 콧물이 되고, 뒤로 흐르면 후비루가 됩니다. 또한 분비물은 대부분 뒤로 흐릅니다. 보통은 연하(삼킴)해서 이를 처리하지만, 깊은 수면을 할 때는 연하 횟수가 감소하고 인두에 분비물이 고여서 젖은기침(wet cough)이 잘 생기게 됩니다. 그러면 실제 부비동염은 어떻게 진단하면 좋을까요?

[그림2-5]는 2003년 크리스토(A. Kristo) 등이 조사한 것으로, 4~7세까지의 아이에서 1주 정도 감기 증상이 지속될 때 모든 아이에게 MRI 검사를 한 결과입니다.[6] ⓐ는 부비동이 검고 공기가 찍혀서 정상 소견입니다. ⓑ는 부비동의 점막이 희고 부어 있는 소견이며, ⓒ는 부비동에 분비물이 심하게 고인 상태입니다. ⓐⓑⓒ에서 어떤 것이 많은 소견인지를 검토한 결과, 뜻밖에도 ⓐ는 10%밖에 없고, ⓑ가 20%이며, 가장 많았던 것은 ⓒ 소견으로 70%였다고 합니다.

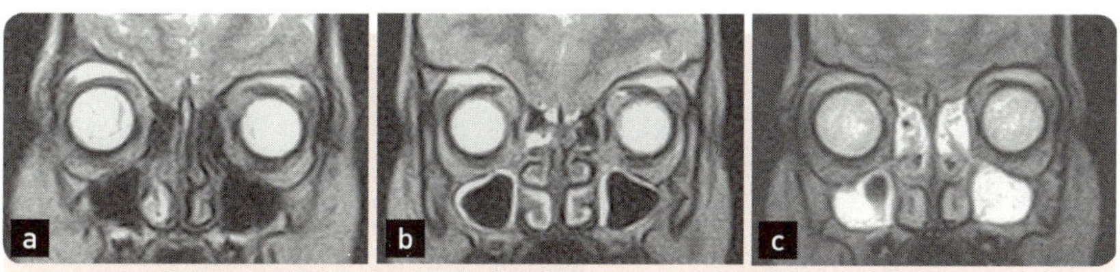

부비동에 염증 없음 (10%)	부비동 점막에 염증이 있는 상태(20%)	부비동에 액체가 저류된 상태 (70%)

(문헌6에서)

그림 2-5 감기와 부비동염

결국 오래 끄는 감기의 90% 정도에는 부비동염이 생깁니다. "일정 기간 이상 감기가 지속"이라는 임상증상은 그것만으로 진단 근거가 될 수 있습니다. 따라서 소아의 부비동염을 진단할 때에는 엑스레이나 MRI 등의 검사를 할 필요는 없으며, 임상증상만으로 충분하다고 할 수 있습니다.

column

초음파진단기에 의한 부비동염의 진단[7]

초음파진단기에 의한 부비동염의 진단은 액체 속을 통과하지만 공기를 통과하지 못하는 초음파의 성질을 이용한 것이다. 상악동에 염증이 생기고 액체가 저류하면 상악동 후벽을 볼 수 있지만, 공기가 있으면 아무것도 보이는 게 없다.

소아과 외래에서 탐색자(probe)는 5MHz 정도의 심장용 컨벡스 혹은 섹터 탐색자를 사용하면 충분히 볼 수 있다. 초음파진단기 검사로는 안와 밑의 뺨 부위에 수평으로 탐색자를 대고 상하 좌우로 약 2cm 범위에서 움직이며**(그림1)**, 피부에서 30~40mm의 깊이에 U자형 상악동의 후벽 혹은 그 일부가 저류액 때문에 보이는 것을 양성, 공기에 의해 보이지 않은 것을 음성으로 본다. **[그림2]**는 우측이 양성으로 액체 저류가 있고, 좌측은 공기로 아무것도 보이지 않으므로 정상이다. 진단은 상악동이 어느 정도 발달된 4세부터 성인까지 가능하다. 소아는 뺨 부위의 연부조직과 골밀도가 낮고 초음파 관찰이 용이하기 때문에 성인에 비해 더 정확한 초음파 진단을 할 수 있다고 생각된다. 초음파진단기는 피폭도 없고 침대 옆에 두고 손쉽게 할 수 있는 검사이므로 외래 진료에서 부비동염의 보조 진단으로서 매우 유용하다.

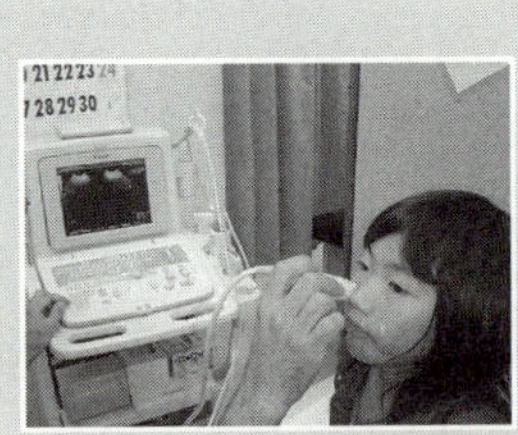

그림 1 | 탐색자를 대는 법

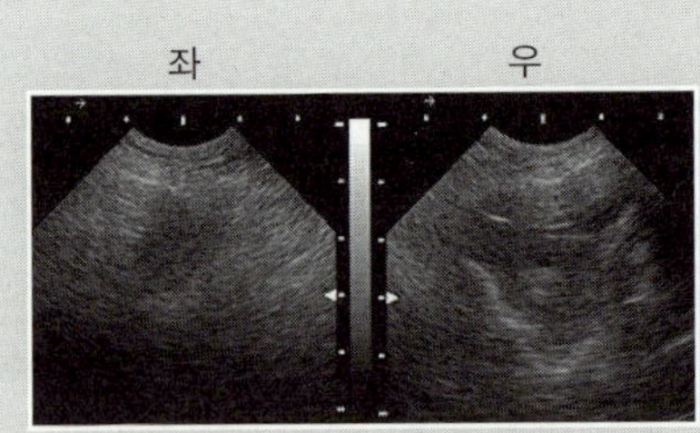

그림 2 | 초음파진단기 영상

B 세균

감기일 때 문제가 되는 세균은 폐렴구균과 인플루엔자균, 용혈연쇄구균이 위주입니다. "겨우 세 종류?"라고 느끼실지 모르지만, 일상 감기진료는 이 세 종류 이외의 세균 감염은 드물기 때문에 지나치게 의식할 필요는 없습니다.

폐렴구균, 인플루엔자균

폐렴구균과 인플루엔자균이 문제가 되는 것은 어린이집 등에서 집단생활을 하는 유아들이 늘었기 때문입니다. 면역이 없는 집단에는 바이러스가 빈번하게 유행합니다. 그 결과, 부비동염이 생기면 그 내부에는 적절한 탄산가스와 풍부한 영양분이 있고, 게다가 습윤하며 온도가 일정하게 유지되므로 폐렴구균이나 인플루엔자균의 성장에 매우 적절한 환경이 되는 것이지요. 또한 일반 세균은 호중구에 의해 탐식되지만, 폐렴구균과 인플루엔자균 중 b형이라 하는 유형(Hib)은 피막을 갖고 있어서 호중구 등의 탐식세포에 저항합니다. 탐식하기 위해서는 피막에 대한 항체가 필요한데, 이를 옵소닌화(opsonization)라고 합니다(그림2-6). 영유아는 이 항체를 만들지 못하기 때문에 균을 없애기가 어렵습니다. 그리고 폐렴구균 백신이나 Hib 백신은 옵소닌화 항체를 만드는 것입니다. 다만 코에 사는 모든 균에 대한 항체가 생기는 것은 아니기 때문에, 점막에 살아남은 균이 많다는 것도 잊어서는 안 될 것입니다.

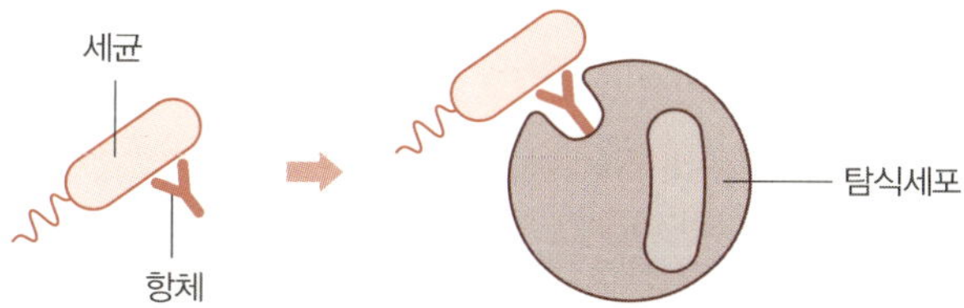

그림 2-6 옵소닌화

이상의 이유로 집단생활을 하는 영유아는 폐렴구균이나 인플루엔자균을 오래 보균하게 되고, 기침이나 콧물에 의한 비말감염으로 다른 아이에게도 차츰 감염시킵니다. 어린이집과 유치원 유아의 보균율은 90% 이상으로 상당히 높기 때문에,[8] 집단생활을 하는 아이는 이런 균을 보균하고 있다는 전제로 진료할 필요가 있습니다. 보균자가 되더라도 콧물과 기침이 다소 나는 정도로 특별히 치료할 필요는 없지만, 아이의 감기에 동반하는 다양한 위험이 높아지는 점에는 주의가 필요합니다.

첫 번째로 감기 자체의 위험이 올라갑니다. 인플루엔자바이러스나 RS바이러스 등은 보균자로부터 감염되면 중증화되는 것으로 알려져 있습니다. 바이러스는 세균이 갖고 있는 효소를 이용하여 증식하기 때문에,[9] 바이러스가 증식하기 쉬워지고 감염 자체가 중증화됩니다.[10, 11] 결과적으로 폐렴이나 세기관지염, 중이염 등의 합병증 빈도가 높아집니다. 바이러스는 부비동염을 유발하여 세균의 온상을 만듭니다. 세균은 바이러스 감염을 돕는 상호보완적인 작용을 합니다. 이는 서로 살아남기 쉽도록 유전자 변화를 계속한 결과입니다.

두 번째는 바이러스 감염에 이어서 이차성 세균 감염이 잘 발생하게 됩니다. 다만 착각하지 않았으면 하는 것이 있는데, 단순한 바이러스에 의한 부비동염이라도 저류된 분비물 안에 다양한 세균이 검출됩니다. 대부분은 거기에 단순히 있기만 한 집락형성(colonization)이라는 이해가 필요합니다. 부비동이나 중이강은 몸의 바깥이기 때문에 여기서 세균이 늘어나는 것은 큰 문제가 아닙니다. 저류액이 없어지면 세균도 자연히 감소하기 때문입니다. 문제가 되는 것은 감염으로, 세균이 점막이나 조직에 침입하여 증식하는 경우입니다.

세 번째로, 세균이 심부 감염을 일으킬 가능성이 있다는 점입니다. 폐렴구균이나 Hib는 항체를 만들지 못하는 영유아에서는 혈액 속에 들어가서 세균혈증의 원인이 될 때가 있습니다. 세균혈증의 초기 증상은 발열만 있고 일반 상태도 위중하지는 않습니다. 따라서 실제로 대부분의 세균혈증은 임상에서 감기로 진단되는 것 같습니다. 이런 일반 상태가 위중하지 않은 대부분의 세균혈증은 자연히 낫는다고 생각되며 잠재세균혈증(occult bacteremia)이라 합니다. 다만 그 일부가 뇌척수액이나 관절액에 감염되면 세균이 단숨에 증식하게 됩니다.

column

colonizatoin과 infection

감염된다(infection)는 것은 어떤 것일까? 혈액이나 뇌척수액, 관절액 같은 몸의 심부에서 병원성 세균이 검출된 경우, 그것만으로 infection이라고 진단할 수 있다. 그러나 부비동 같은 점막의 분비물에서 세균이 검출되더라도 바로 그것이 infection이라고 단언할 수는 없다.

어린이집에서 집단생활을 하는 영유아는 대부분 폐렴구균이나 인플루엔자균 등을 보균(colonizatoin)하고 있다. 역사적으로 세균배양은 일찍부터 시행되었으며, 국소에 세균이 존재하는 것을 증명하기는 비교적 용이했다. 하지만 바이러스의 증명은 곤란했기 때문에, 이전에는 감기에 걸렸을 때 콧물에서 세균이 검출된 것만으로 "세균 감염"으로 판단하는 일이 적지 않았다.

임상에서는 검사에서 세균이 검출되었다 하더라도 colonizatoin인지 infection인지 늘 감별해야 한다. colonizatoin과 infection의 차이는, 생체가 그 세균에 대해 어떤 염증을 일으키는지 여부로 판단할 수 있다. 염증 소견으로는 발열 · 통증 · 발적이지만, 영유아인 경우에는 수반하는 바이러스 감염에 의한 증상인지, 세균의 infection인지 감별하기가 곤란할 때도 있다.

이를 분별하는 것은 임상의사의 경험이다. 그러나 일본에서는 조기 진찰이 많다 보니 세균 감염의 증상이 충분히 갖춰져 있지 않을 때도 있어서, 경험만으로는 어쩐지 불안한 케이스도 있다. 그럴 때는 일차진료에서도 실시할 수 있는 검사를 병용해야 한다. 이렇게까지 했는데도 진단할 수 없는 경우도 있지만, 최종적으로는 경과 관찰로 진단할 수 있다.

용혈연쇄구균

그 밖에 감기에 걸렸을 때 문제가 되는 세균에는 용혈연쇄구균이 있습니다. 용혈연쇄구균 감염은 류마티스열이나 급성 신장염의 원인이 된다고 생각되어서 항생제 치료를 오래 받을 대상이 되었습니다. 용혈연쇄구균은 신속검사로 간단하게 확인할 수 있습니다. 그러나 어린이집이나 유치원에 다니는 아이들 중에서 20~30%가 보균자라는 것을 잊어서는 안 될 겁니다. 보균율이 높은 것에 비해 3세 미만의 영유아에게 류마티스열과 급성 신장염의 발생이 없는 것을 감안하면, 이 연령에서는 제균하기 위한 치료를 할 필요는 없으며 애초에 검사 자체가 불필요합니다.

용혈연쇄구균 감염의 진단을 검사에만 의존하면, 보균자인 아이는 검사를 할 때마다 양성으로 나오기 때문에, 감기에 걸릴 때마다 용혈연쇄구균 감염으로 진단받고 항생제를 투여받게 됩니다. 그러면 용혈연쇄구균 감염으로 치료해야 하는 경우는 어떤 경우일까요? 용혈연쇄구균도 colonizatoin은 치료할 필요가 없고, infection은 치료하는 쪽이 더 좋다는 것입니다. 검사는 용혈연쇄구균의 유무를 판단하는 데 사용할 수는 없는데, 즉 colonizatoin과 infection을 분별할 수는 없습니다. 이를 판단하는 것은 임상의사의 경험입니다. 구체적으로는 심한 인통이 있고 점막하 출혈이 보이면 용혈연쇄구균에 의한 인두염으로 진단할 수 있습니다. 또한 용혈연쇄구균에 의한 편도염이나 경부림프절염, 폐렴 등은 치료해야 합니다. 반대로 단순한 감기 증상이라면, 설령 인두에서 용혈연쇄구균이 검출되었다 하더라도 치료할 필요가 없습니다. 단순한 보균자인지, 용혈연쇄구균 감염인지는 경험이 있는 소아과 의사라면 감별할 수 있다고 생각합니다. 임상의사의 눈이 가장 중요합니다.

column

용혈연쇄구균 감염: 신장염과 류마티스열은 어째서 줄어들었을까?

용혈연쇄구균 감염의 합병증으로 과거에 맹위를 떨쳤던 용혈연쇄구균 감염 후 급성 사구체신염(이하 급성 신장염)과 류마티스열은 오늘날 거의 볼 수 없게 되었다. 그 이유는 잘 모른다. 항생제의 치료 성과라고 하기도 하지만, 모든 용혈연쇄구균 감염을 발견해서 치료하기란 사실상 불가능하다. 게다가 요즘에는 어린 연령부터 집단생활을 해서 감염자나 보균자가 늘어나는데도 이런 합병증을 볼 수 없게 된 모순된 현상은 설명이 되지 않는다. 지금의 발생빈도로 전향적 연구를 하기는 불가능하며 앞으로도 그 이유를 해명하기는 불가능할 것이다. 여기서 급성 신장염과 류마티스열이 감소한 이유에 대해 고찰해 보겠다.

용혈연쇄구균과 관련된 급성 신장염, 류마티스열은 면역질환인데, 세균에 의한 직접적인 장애가 아니라 용혈연쇄구균의 균체 성분에 대한 항체가 자가면역반응을 일으켜서 발생한다. 사람은 태어날 때에는 스스로 항체를 만드는 능력을 거의 갖고 있지 않지만 서서히 발달하고 4~6세 무렵에는 면역이 완성된다고 한다. 어린 연령일수록 자가항체의 발현을 막기 위해, 지속적인 항원 자극이 있으면 면역은 억제적으로 작용한다. 영유아에게 콜라겐병 등의 자가면역질환이 나타나지 않는 것은 이 때문이다. 성인이 되면 면역허용(immunologic tolerance)은 잘 유도되지 않게 된다. 또한 바이러스나 세균은 "처음에" 감염될 때 가장 강한 면역이 작동하고, 두 번째와 세 번째 감염이 되면 이전의 기억이 있기 때문에 강한 면역반응은 생기지 않는다는 원칙이 있다.

용혈연쇄구균은 비말감염으로 감염력이 강하지는 않다. 옛날부터 국소적인 감염은 있었지만 대규모 유행이 시작된 것은 젊은이들이 군대에서 집단생활을 하게 된 제1차 세계대전 이후였다고 생각된다. 역사를 소급해 보면, 다양한 감염질환이 군대에 유행하고 세계에 확산되는 일은 몇 번이나 있었다.[12] 미국에서는 군대에서 류마티스열이 다발하여 예방 목적으로 대규모 조사가 실시되었다. 1949년 와이오밍 공군기지의 병영에서 용혈연쇄구균 감염이 유행했다. 치료를 안 한 경우의 류마티스열 발생은 17/804례(2.1%)로 현재에 비해 매우 높았고, 한편으로 페니실린G 근육주사를 시행한 그룹에서는 2/798례(0.25%)의 발생률이었다.[13] 이 결과가 용혈연쇄구균 감염에 대해 항생제를 투여하는 근거가 되고 있다. 하지만 급성 신장염의 경우 항생제 투여로 발생이 예방된다는 근거는 아직 없다.

일본에서도 과거에 용혈연쇄구균 감염 환자는 있었지만, 대규모로 유행하지는 않았다. 용혈연쇄구균 감염 이후에 급성 신장염과 류마티스열이 늘기 시작한 것은 종전 이후의 일이다. 아마도 1945년 이후 미군이 주둔하면서 많은 용혈연쇄구균이 들어오고, 전쟁 이후 6·3·3제 교육이 시작되면서 학동 사이에서 용혈연쇄구균 감염의 유행이 시작된 것 같다. 집단생활로 용혈연쇄구균 감염의 유행이 생긴 결과, 1950~1980년대 무렵까지 급성 신장염이나 류마티스열이 다발하게 된 것 같다.

1960~1970년대 무렵에는 유치원이 보급되기 시작하고, 1980년대에 들어서면 대다수의 아이들이 유치원에 다니는 시대가 되었다. 유아들에게 용혈연쇄구균 감염이 서서히 퍼졌지만, 그 후 급성 신장염이나 류마티스열의 발생 수는 오히려 감소했다. 1990년대가 된 이후에는 어린이집이 활성화되면서 집단생활의 저연령화가 점차 진행되었다. 2011년도 조사에서는 1세 아이의 약 30%가 이미 집단생활에 보내지며, 5세까지는 거의 전원이 집단생활을 하고 있었다.[14]

영유아의 집단생활에서는 바이러스 감염과 함께 비인두의 세균도 퍼졌다. 바이러스가 유발하는 기침에 실려 용혈연쇄구균도 비산하기 때문에, 저연령 집단생활일수록 용혈연쇄구균은 급속하게 확대된 것 같다. 현재는 어린이집에서 용혈연쇄구균의 보균율은 20% 이상이나 된다. 임의 시기에 조사한 것에서 5명 중 1명이 용혈연쇄구균을 갖고 있다면, 집단생활에서는 으레 용혈연쇄구균에 노출되어 있으며, 대다수 영유아는 초등학교까지 용혈연쇄구균에 감염되어 있거나 아니면 보균하게 된다.

결과적으로 학동기나 청년기가 되어서 "처음으로" 감염된 사람은 거의 없어졌기 때문에, 급성 신장염이나 류마티스열 같은 자가면역질환이 감소되었다고 추정된다. 결국 최근 영유아의 비인두 세균총에 변화가 생겨서 저연령에서의 용혈연쇄구균 감염이나 보균이 일반화되어 오히려 급성 신장염과 류마티스열이 줄어든 것은 아닐까? 저연령에서의 감염 이환에는 장점도 있다는 것이다.

항생제 "치료"가 합병증을 줄인다고 생각한다면, 합병증이 거의 나타나지 않게 된 이후에도 용혈연쇄구균 감염의 "치료"를 쭉 계속해야 한다. 오늘날 급성 신장염이나 류마티스열을 예방하기 위해 용혈연쇄구균을 치료해야 한다고 하는 것은 위험을 너무 강조하는 것 같다. 특히 영유아에게는 치료의 장점이 적다. 용혈연쇄구균 감염 치료는 증상의 경감을 목적으로 한 것이지, 합병증 예방을 위한 것이 아니다. 감기에 걸린 아이 중에서 용혈연쇄구균 감염을 열심히 찾을 필요는 없을 것이다. 용혈연쇄구균 감염도 진단이 된 이후에 치료하면 충분하다.

보호자에게

- 대부분의 세균은 몸에서 필요합니다. 특히 면역 발달에는 빠질 수 없습니다. 극히 일부를 제외하고 세균은 무섭고 두려운 것이 아니라 필요한 것입니다. 몸 속(장)과 피부에 다양한 종류의 세균이 있는 쪽이 질병을 막아줍니다. 일단 모든 세균이 두려운 것이라는 선입관을 버려주십시오.

- 현재 일본의 위생상태는 아주 양호하며, 병원성 세균은 특별히 찾지 않으면 나오지 않습니다. 아이에게 걱정스러운 것은 폐렴구균과 Hib, 용혈연쇄구균입니다. 이 중 폐렴구균의 대부분과 Hib는 백신으로 막을 수 있습니다. 용혈연쇄구균의 백신은 없는데, 이쪽은 급격하게 악화되어 생명이 걸린 감염을 일으키는 일이 거의 없습니다. 백일해나 파상풍처럼 과거에 아이들을 고생시켰던 세균도 백신이 보급되어 발생할 확률이 상당히 줄어들었습니다.

- 용혈연쇄구균에 몇 번이나 걸려서 걱정스럽다는 보호자가 계십니다. 그러나 감기 증상 정도의 가벼운 용혈연쇄구균은 애초에 단순 보균자가 검사에서 확인되었을 가능성이 높을 뿐이고, 진짜 용혈연쇄구균이라 하더라도 대부분은 자연치유됩니다. 용혈연쇄구균이 의심되는 아이가 진찰받아야 할 경우는 먹을 수 없을 정도로 심한 목구멍의 통증이 있을 때, 림프절이 동글동글 부어 있을 때, 몸에 평소 보이지 않던 좁쌀 같은 게 돋았을 때입니다.

- 그리고 아이가 용혈연쇄구균을 보균하고 있는 경우에 가족도 보균하고 있는 경우가 많은데, 아무런 증상이 없으면 검사나 치료를 할 필요는 없습니다. 몸에 살고 있기만 하는 용혈연쇄구균은 특별히 나쁠 것도 없고, 제균하기 위해 검사를 하거나 항생제를 복용하는 것이 오히려 새로운 위험이 됩니다.

발열

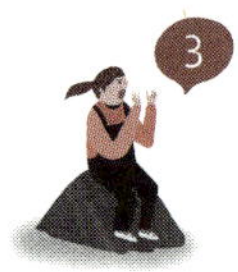

통상적으로 발열은 감염으로 의한 것으로, 바이러스나 세균의 증식을 억제하기 위한 증상입니다. 발열 그 자체가 위험하지 않다는 것은 말할 필요도 없습니다. 바이러스 감염에서 열은 4~5일간 지속될 때도 많지만 시간이 지나면서 자연히 내려갑니다.

중요한 것은 발열 경과 중에 "초기 진단에 잘못은 없는지" "2차감염이 없는지" 신중하게 판별하는 것입니다. 고열이 계속되면 2~3일마다 진찰하고, 경우에 따라서는 혈액검사를 병용하면서 해열까지 기다리는 자세가 필요합니다.

발열은 보호자를 가장 불안하게 하는 증상입니다. 흔히 체온이 39°C 이상이 되면 해열제를 사용하도록 지도하는데, 이런 지도는 "고열은 안 좋은 것입니다"라고 보호자에게 인식시키는 것 같습니다. 또한 발열의 호전이 지체되는 것을 근거로 항생제를 처방하는 일도 있지만, 이 역시 "열이 오래가는 것은 세균 감염에 의한 것"이라는 오해를 불러일으키는 경향이 있습니다.

발열의 호전이 지체되는 것은 세균 감염보다 바이러스 감염에 많고, 진찰이나 혈액검사에서 위험관리가 가능하다면 아무것도 하지 않고 자연히 해열되기를 기다려야 할 것입니다. 바이러스 감염은 대부분 어떠한 의료 개입을 필요로 하지 않고, [그림2-7]처럼 해열이 됩니다. 결과적으로 2차 감염이 생기거나 가와사키병 같은 기타 질환이 있음이 밝혀졌을 때는 그 시점에서 치료를 시작하면 됩니다. 그리고 발열이 있는 아이 중에는 세균혈증이 일정 비율로 존재하며 중증 감염의 원인이 되는데, 그 위험관리에 관해서는 4-2-C(133쪽)에서 고찰하겠습니다.

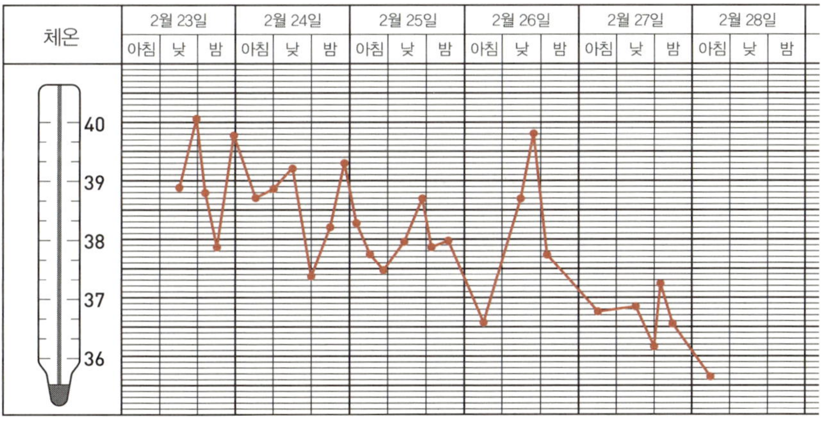

그림 2-7 **발열의 일반적인 경과**

감기의 병태생리

콧물

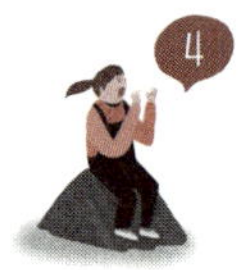

[그림2-1](48쪽)에 보면 콧물이 난 다음에 기침이 나는데, 영유아의 감기에서는 원칙적으로 콧물과 기침은 한 세트로 되어 있다고 생각하면 됩니다. 콧물은 초기에 투명하지만 화농성에 끈기를 띤 상태로 서서히 변화합니다. 특히 부비동에 고인 콧물은 수분이 점막으로 흡수되어 점성이 높아집니다. 성인에서는 비강, 인두, 후두가 나뉘어 있지만, 어린 연령일수록 하나로 되어 있어서 부비동에 분비물이 고이면 호흡을 할 때 후두가 자극을 잘 받습니다.

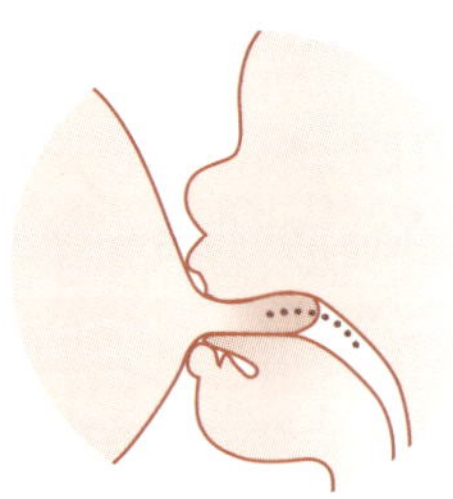

그림 2-8 모유 먹는 법

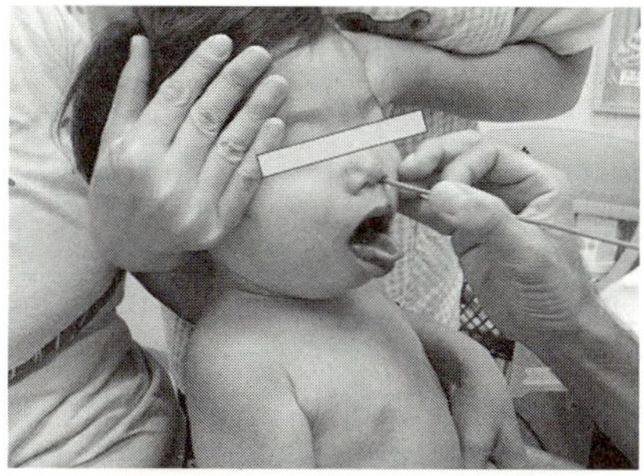

그림 2-9 카테터로 분비물 제거

영아에서는 코 막힘이 문제가 됩니다. 사람은 구강을 식사와 호흡에 모두 쓰지만, 태어난 지 얼마 안 된 신생아가 우유를 먹을 수 없는 것은 당장 생명과 관계됩니다. 따라서 신생아의 구강은 성인에 비해 "호흡"보다 "먹는 것"을 더 중시한 구조로 되어 있습니다. 모유를 먹을 때는 [그림2-8]처럼 엄마의 유두를 입천장으로 누르고, 혀를 끝에서 안쪽으로 움직여 모유를 짜내도록 해서 삼킵니다. 내부는 모유를 흡입하기 쉽도록 혀가 성인에 비해 크고 구강 내부는 좁아져 있습니다. 이와 같은 구조에서 보면 개월수가 적은 영아일수록 구강호흡의 저항이 크고 비강호흡에 의존하는 비율이 높아집니다.

영아의 코 막힘에 효과가 있는 약은 없지만, [그림2-9]처럼 비강에 고인 분비물을 카테터(catheter)로 직접 없애는 것은 유효합니다. 그 후 코 세척액을 점비해 두면 좋을 겁니다.

코 세척액 | 이하 전체 용량으로 3mL, 1일 3~4회, 코에 분무
염화나트륨 0.3g
탄산수소나트륨 0.15g
정제수

한편 코를 풀 수 있는 유아에서는 콧물을 그치게 하는 것을 목표로 치료할 필요는 거의 없다고 생각합니다. 3-2-A(102쪽)에서 자세히 설명하겠지만, 현재 쓰이는 대부분의 약은 효과를 기대할 수 없습니다. 어린이집에 다니는 아이는 증상이 지속될 때가 많기 때문에, 코 세척액으로 점비하고 그 이후에 코를 풀게끔 지도하면 될 것입니다. 콧물로 인한 피부염은 바셀린을 발라서 예방합니다. 세균성 부비동염으로 진단한 경우에는 유일하게 항생제 치료를 합니다.

column

코 막힘과 모유

영아 코 막힘의 대처법은 되도록 모유를 먹게 하는 것이다. 그런데 엄마가 영아와 마찬가지로 감기에 걸려 있어 감기약을 복용한다는 이유로 모유 수유를 중단하도록 지도할 때가 있다. 그러나 엄마가 감기에 걸려 있을 때는 모유 안에 많은 바이러스 항체가 분비된다. 실제로 영아기 초기의 RS바이러스 감염에 모유를 먹으면 증상이 경감되는 것을 알 수 있다.[15] 대부분의 감기약에 수유를 중지할 필요는 없다. 오히려 엄마가 감기에 걸렸더라도 가급적 모유를 먹이도록 지도해야 한다.

기침

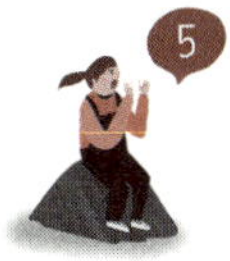

기침은 발열 다음으로 진찰을 많이 받는 증상입니다. 그러나 기침에 어떻게 대응할지에 대해서는 각 의료기관에 따라 차이가 커서 혼란이 있을 것으로 보입니다.

사람이 호흡할 때, 공기는 코로 들어가고 인두를 통과하여 후두 아래로 보내집니다(그림2-10, 11). 한편 입에서 들어온 수분이나 음식물도 인두를 통과하며, 연하작용에 의해 선택적으로 식도 아래로 보내집니다. 인두는 공기와 음식물이 모두 통과하는 장소라는 것에 유의해야 합니다. 기도는 생물의 진화과정에서 소화관에서 발생했기 때문에, 인두에서 아래로 소화관으로 나뉘어 있습니다. 후두를 지난 공기는 기관으로 옮겨지고 기관지에서 폐에 이릅니다.

비강과 구강에서는 늘 점액이 생산되고 인두로 흘러갑니다. 사람은 이런 분비물을 정기적으로 연하하여 식도로 흐르게 해서 처리하는데, 수면

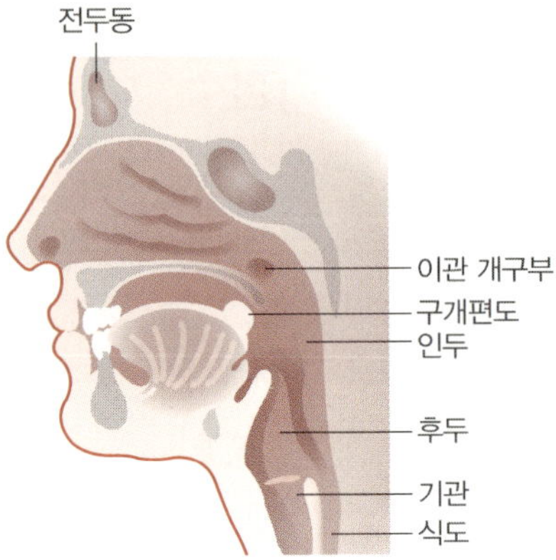

그림 2-10 상기도의 구조

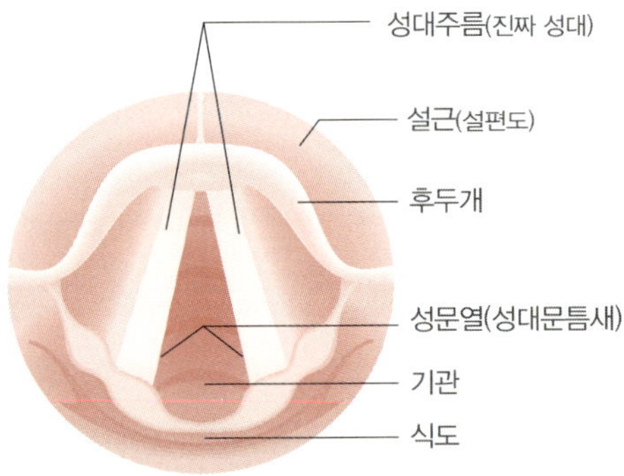

그림 2-11 후두를 위에서 본 것

시에는 연하 횟수가 감소하고 인두에 분비물이 잘 저류하는 상태가 됩니다.[16] 또한 호흡하기 위해 후두는 늘 열려 있고, 여기에 분비물이 흡인되면 기침반사를 유발하게 됩니다. 특히 유아는 구강이 작기 때문에 성인보다 비강호흡이 차지하는 비율이 높고, 해부학적으로 부비동에 고인 분비물이 비강으로 잘 흘러들게 되므로, 감기 이후에 젖은기침이 지속될 때가 많습니다.

A 기침반사의 기능

사람은 기침반사가 가장 발달된 동물인데, 왜 이 정도로 복잡한 기침반사가 필요해졌는지 이유를 살펴보겠습니다.

침팬지와 사람은 목구멍의 구조가 다릅니다(그림2-12). 사람은 원숭이에서 진화할 때, 후두의 위치가 서서히 내려갔다고 생각됩니다. 후두가 내려가면 인두가 커지는데, 인두의 넓은 공간과 혀를 사용하여 복잡한 음성을 내도록 진화했습니다. 옛날 사람(네안데르탈인)은 새로운 사람(크로마뇽인)에 비해 뇌 용적도 크고 체격도 좋았지만, 최종적으로 크로마뇽인에게 축출당했습니다. 양자를 비교하면, 크로마뇽인은 후두의 위치가 낮고 인두가 커서 복잡한 소리를 낼 수 있었다고 합니다. 결과적으로 커뮤니케이션 능력이 높아지고 집단 전략에 유리해졌기 때문에 네안데르탈인과의 생존경쟁에서 이긴 것 같습니다.

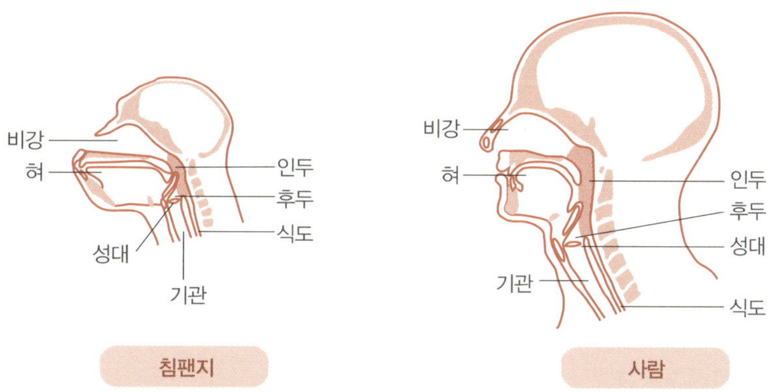

그림 2-12 목구멍의 구조

그러나 사람은 인두를 넓힌 대가로 삼키는 것이 상당히 곤란해졌습니다. 가령 침팬지는 호흡을 하면서 물을 마실 수 있습니다. 후두개와 연구개가 가깝고 코와 기관을 직결할 수 있기 때문입니다. 한편 사람은 인두가 크고 코에서 후두로 공기를 직접 들여보낼 수 없기 때문에, 삼킬 때는 반드시 후두 입구를 막을 필요가 있습니다. 그렇기 때문에 발달한 것이 연하반사이며, 목 전체가 담당하고 후두에 덮개를 하고 있습니다.

연하에 실패하면 후두에 이물이 들어오고 질식할 위험이 생깁니다. 사람은 커뮤니케이션 능력을 높이고 생존경쟁에서 이긴 것과 교환하여 삼킬 때마다 생명의 위기를 맞게 된 듯합니다.

이처럼 후두의 위치가 내려갈수록 연하로 인한 질식 위험이 늘어나지만, 사람은 기침반사를 고도로 진화시켜서 그 위험을 보완한 것 같습니다. 후두 내부에 기침반사수용체를 둘러쳐서 질식을 막기 위해 이물 침입에 대비할 필요가 있었습니다. 기침반사를 발달시켜 흡인 위험을 허용하는 것이 가능해지면, 후두 위치를 점점 내릴 수 있습니다. 이처럼 기침은 원래 음식물이 후두로 들어가지 않기 위해 발달한 반사이며, 기침반사가 발달한 덕분에 사람은 복잡한 언어로 말하는 능력을 획득했다고 생각됩니다. 그리고 영아는 성인과 달리 후두개와 연구개가 가까우며 호흡을 한 채 모유를 먹을 수 있습니다. 복잡한 언어를 말할 필요가 없으며, 쓸데없이 흡인 위험을 없앨 필요가 없기 때문입니다.

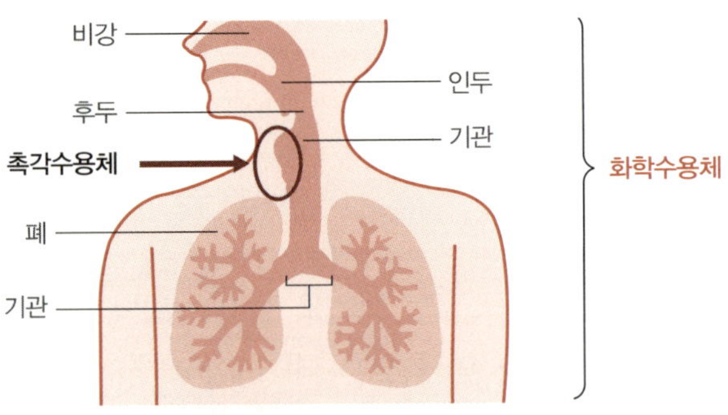

그림 2-13 **기침수용체**

B 기침수용체

기침에 관여하는 수용체는 다양한 것이 알려져 있지만,[17] [그림2-13]의 두 가지가 있다고 생각하면 이해하기 쉬울 것 같습니다. 한 가지는 기도 전반에 존재하고 기침의 역치(threshold)를 결정하는 화학수용체입니다. 이는 비강과 인두에도 존재하며 이물의 침입에 대비하는 역할을 담당한다고 생각합니다.

두 번째는 기도의 이물과 과잉 분비물을 감지하기 위한 촉각수용체로, 화학수용체와는 달리 이물이 닿아서 기침반사를 직접 유발합니다.[18]

촉각수용체는 음식에 의해 자극받지 않도록 인두에는 없고, 주로 인두보다 아래인 후두와 기관 상부에 있습니다. 이물이 후두에 들어왔을 때는 촉각수용체가 자극을 받고, 성문을 바로 폐쇄하며 흉벽의 호흡근이 수축하고 흉강내압을 올립니다. 거의 동시에 기관지평활근이 수축하고, 기도 내압을 높인 직후 성문을 개방하여 폭발적으로 공기를 밖으로 내보냅니다. 이렇게 하여 후두에 들어온 이물을 인두로 되돌립니다.

촉각수용체는 이물제거에 중요하지만, 어느 정도 하부까지 존재할까요? 가령 땅콩을 흡인했을 때, 그 직후에는 극심한 기침반사가 생깁니다. 그러나 기관에서 기관지까지 들어가면 의외일 정도로 기침반사가 생기지 않는 것을 알 수 있습니다. 호흡기 심부에는 촉각수용체가 적습니다. 이는 생물진화의 과정에서 기침반사가 생긴 이유를 생각하면 이해할 수 있을 겁니다. 기관지 아래까지 이물이 들어가면 배출은 곤란하며, 지속적인 기침이 있으면 생명유지가 오히려 곤란해집니다. 심부 기관지의 자극으로 강한 기침반사를 일으킬 필요는 없다고 생각됩니다. 기침이 심한 것과 질환의 중증도가 꼭 연계되는 것이 아니라는 점은 기침 임상을 하는 데 중요한 포인트입니다.

기침반사의 중추는 연수에 있고, 기침은 기본적으로 불수의적으로 생깁니다. 그러나 연수의 기침반사중추에는 대뇌로부터 지령을 받는 시스템도 구비되어 있으며, 이때의 기침반사는 수의적으로 일으키거나 참을 수도 있게끔 되어 있습니다. 대뇌에서 생기는 병적 기침으로는 심인성 기침이 대표적입니다. 하지만 흡인에 의한 후두 자극이 원인인 심한 기침은 참을 수가 없습니다. 이는 질식 위험을 낮출 목적으로 대뇌 관여가 회피되기 때문인 것 같습니다. 반대로 생각하면, 수의적으로 그칠 수 없는 심한 기침은 후두의 직접 자극에 의한 것이 많은 듯합니다.

C 기침의 감별

기침은 꼭 질병이 있기 때문에 생기는 것은 아닙니다. 사람의 기도에는 늘 분비물이 있기 때문에, 건강할 때에도 분비물의 양이 기침수용체의 역치를 넘으면 기침반사를 유발할 때가 있습니다. 따라서 하루에 몇 번 정도 기침하는 것은 정상이라고 생각해야 할 겁니다. 병적 기침이란 기침의 질적 · 양적 이상이 나타나는 케이스입니다. 질적 이상은 과잉 분비물을 동반하는 기침과, 개기침(barking cough)처럼 질환 특이적인 기침이며, 양적 이상은 건강할 때에 비해 기침 횟수가 과잉으로 늘어난 경우라고 생각합니다.[19]

기침 상태에 따른 분류

기침은 주로 젖은기침과 마른기침으로 분류됩니다. 젖은기침은 기침반사를 할 때 가래 배출을 동반하기 때문에 기도 분비물이 많은 경우에 볼 수 있습니다. 그런가 하면 이른바 "헛기침"으로 탁한 소리가 없는 것은 마른기침입니다. 젖은기침과 마른기침은 단지 기도 분비물의 양을 반영할 뿐이며 명확히 분류할 수는 없습니다. 습성인지 건성인지만으로 기침의 원인을 알아낼 수는 없는 것에 주의가 필요합니다.

기침수용체로 생각하면, 주로 화학수용체가 자극을 받아 기침의 역치가 내려가서 나오는 기침인 경우에는 마른기침이 되고, 분비물에 의한 촉각수용체의 자극으로 생기는 것은 젖은기침이 되는 것으로 이해됩니다. 앞서 말한 것처럼 촉각수용체는 후두에서 기관 상부에 많이 분포하며, 젖은 기침은 대부분 이 부분의 자극으로 생깁니다. 또한 젖은기침은 분비물이 인두를 자극하여 구토반사를 동반하는 경우도 적지 않습니다.

그 외에도 발작성 기침이나 개기침 등으로 표현되는 기침이 있습니다. 발작성 기침으로는 백일해가 유명합니다. 강한 기침반사를 유발하는 질환에서는 자주 볼 수 있기 때문에, 질환 특이적인 것은 아닙니다. 유일하게 개기침은 후두염이나 거짓크룹(거짓상기도막힘증, pseudocroup)에 특이적이며, 기침의 상태만으로 진단이 거의 가능합니다. 기침의 상태로 고려한 질환의 개념도는 [그림2-14]와 같습니다.

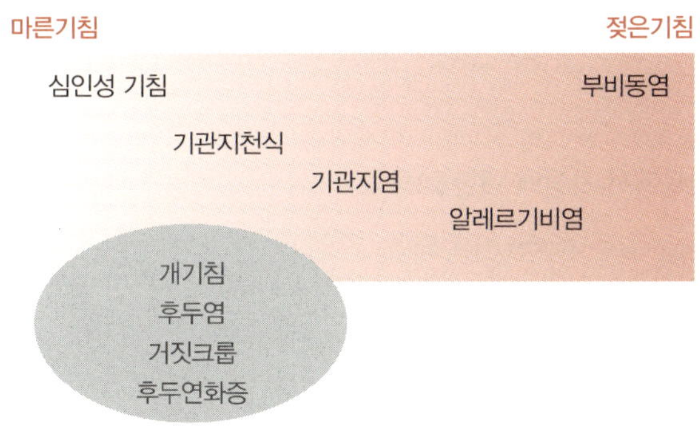

그림 2-14 기침의 상태로 고려한 질환

기침의 지속 기간에 따른 분류

기침 증상은 오래 끄는 일이 많으며, 특히 영유아에서는 감기에 의한 기침이 2~4주 지속되는 일도 드물지 않습니다. [그림2-15]에서는 학동기 이전 아이들의 기침이 어느 정도 지속되는지 보여줍니다(천식인 아이는 제외).[19] 치유율은 2주에 약 70%, 4주에 약 90%입니다. 반대로 생각하면 2주 지나도 기침이 지속되는 아이는 30%나 있으며, 4주 지나도 10% 정도는 기침이 지속된다는 것입니다. 즉 오래 끄는 기침은 일반적으로 보인다고 할 수 있습니다.

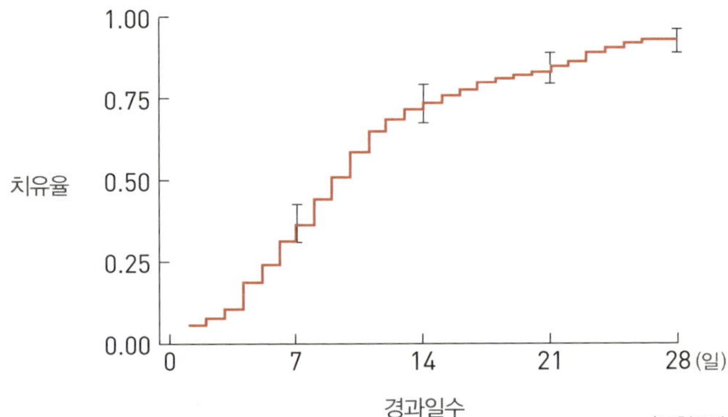

(문헌3에서)

그림 2-15 기침의 지속 기간(학동기 전)

D 일차진료에서 기침에 대한 대응

해외에서는 4주 이상 지속되는 기침을 만성 기침이라 하여 구별하지만, 일본에서는 의료제도 관계로 조기 진찰이 많아서 4주를 기준으로 구분하는 것은 실정에 맞지 않습니다. 편의상 지속 기간이 2주 미만이면 급성 기침, 2주 이상 지속되는 기침을 지연기침(아급성 기침, prolonged cough)이라 하고, 4주 이상을 만성 기침으로 분류하는 것이 좋을 것 같습니다.

기침은 원칙적으로 기도의 이물질이나 과잉 분비물을 밖으로 배출하기 위한 반사이며, 기침을 그치게 하는 것은 생체에 불이익이 됩니다. "기침을 그치게 하는 것"에 주안점을 두고 치료해야 할 게 아닙니다. 원칙을 확실히 하는 것이 우선이라 생각합니다.

급성 기침

급성 기침의 대응에는 폐렴 등 심부 감염질환과 호흡곤란 위험을 평가하는 것이 가장 중요합니다. 고열로 전신 상태가 불량한 케이스에서 혈액검사의 CRP 같은 염증반응의 급격한 상승이 있는 경우에는 흉부 엑스레이 검사를 시행하여 폐렴 유무를 점검합니다. 개기침이면 거짓크룹을 고려하며 야간에 호흡곤란이 없는지 주의가 필요합니다. 가벼운 호흡곤란은 진찰만으로는 진단할 수 없는 것도 있으므로, 산소포화도(SpO_2) 수치도 참고하는 쪽이 좋을 것 같습니다.

심부 감염질환이나 호흡곤란을 동반하지 않은 기침은 대부분 감기에 의한 것입니다. 기침이 심해지면 보호자는 불안을 종종 호소하지만, 수용체의 국소 분포를 고려하면 기침이 강한 것과 질환의 중증도가 꼭 상관성이 있는 것은 아닙니다. 위험이 높지 않다면 원칙적으로 급성 기침을 치료할 필요는 없으며 경과 관찰만으로 좋을 겁니다. 가장 중요한 점은 보호자의 불안감을 없애는 것입니다.

젖은기침이 심한 경우에는 벌꿀을 쓰면 기침이 약간 경감됩니다.[20] 보호자 스스로 아이의 기침에 대처할 수 있다는 점에서 벌꿀은 유용한 것 같습니다. 하지만 영아 보툴리눔독소증의 위험이 있으니, 1세 미만에게 벌꿀 투여는 금기입니다.

지연기침(아급성 기침)

우선은 꼼꼼하게 진찰하여 기침의 원인을 찾습니다. 뚜렷한 원인이 없는 지연기침은 연령에 따라 대응이 다릅니다. 영유아의 지연기침의 대부분은 바이러스 감염과 이에 속발하는 부비동염에 의한 것입니다. 특히 어린이집 등에서 집단생활을 하는 영유아는 폐렴구균, 인플루엔자균의 보균자가 되며, 부비동에 저류액이 고인 상태가 일반적입니다. 부비동염에 의한 기침이라 생각되면 코 푸는 법이나 점비약 넣는 법을 지도합니다. 증상이 지연되어서 항생제 치료를 할 때도 있지만, 집단생활을 한다면 제균을 목적으로 한 치료는 별로 의미가 없습니다. 제균에 성공했더라도 바로 다음 감염이 생기기 때문입니다. 치료보다 기침이 오래 끄는 메커니즘을 설명하여 보호자의 불안감을 없애는 쪽이 중요합니다. 4-4-D '부비동 가이드라인-치료'(168쪽)에 적겠지만, 세균성 부비동염으로 진단된 경우에는 항생제 치료를 합니다.

5~6세 아이에서는 감염질환보다 오히려 알레르기에 의한 기침이 증가합니다. 학동기 이상이면 알레르기 검사를 시행하여 원인을 찾는 것이 필요합니다. 알레르기비염에 의한 기침이 가장 많기 때문인데, 진단이 확정되면 항알레르기제로 치료합니다. 이 이외에 뚜렷한 원인이 발견되지 않으면 경과 관찰만으로 좋으리라 생각합니다.

만성 기침

원인불명의 기침이 4주 이상 지속되면 만성 기침으로 봅니다. 우선은 결핵 감별을 빼놓을 수 없습니다. 접촉력을 확인하고, 경우에 따라서는 흉부 엑스레이 검사, 혈액검사, 투베르쿨린반응검사가 필요합니다. 결핵 이외의 감염질환으로는 미코플라스마와 클라미디아, 백일해균의 감염 등으로 기침 치료가 지연됩니다. 항체가가 올라가 있는 것은 단순히 과거의 감염을 보여줄 뿐, 그 결과를 갖고 바로 기침의 원인이라 판단하면 안 됩니다. 진단은 주위의 유행상황이나 임상경과 등을 고려하여 종합적으로 할 필요가 있습니다.

알레르기에 의한 기침에는 알레르기비염, 알레르기인두염이나 기관지천식에 의한 것이 있습니다. 젖은기침은 알레르기비염에 의한 기침, 개가 짖듯이 기침을 하면 알레르기후두염, 발작성 천명이나 호흡곤란 증상이 있다면 기관지천식으로 진단할 수 있습니다. 그리고 기관지천식의 진단은 신중하게 해야 합니다. 천명을 동반하지 않는 경우에 만성 기침의 원인이 기관지천식인 경우는 적습니다.

감염질환이나 알레르기 외에도 기도 이물질, 역류식도염, 가정내 흡연에 의한 기침 등을 감별할 필요가 있습니다. 성인과 달리 종양 질환, 심부전, 약물 등이 원인이 되는 일은 거의 없습니다. 감별 진단의 한 가지로서 잊어서는 안 될 겁니다.

기질적 질환이 배제된 경우, 심인성 기침이나 틱에 의한 기침을 고려합니다. 이런 기침은 일상진료에서도 빈번하게 접하는데, 마른기침이며 야간 수면을 할 때는 소실되는 것으로 쉽게 진단할 수 있습니다.

최종적으로 진단이 내려지지 않을 때는 치료적 진단을 합니다. 젖은기침이라면 항생제를 투여하고, 마른기침이라면 흡입스테로이드를 사용하며 경과를 관찰합니다.

일본에서는 기침의 원인을 기관지 등의 심부에서 지나치게 찾습니다. 4-4-D '기관지천식 가이드라인'(160쪽)에서 말한 기관지천식 가이드라인의 영향과 임상의사가 코와 귀를 보는 일이 적었던 것이 그 원인입니다. 기침반사의 기전을 고려하면 감염질환이나 알레르기, 기침은 하기도보다 상기도와 관련되어 있습니다.

column

바이러스는 기침반사를 이용한다?

“감기를 치료하기 위해 기침이 나오는 것이죠”라고 말할 때가 있는데, 정말 그럴까요?

❶ 육상 포유류는 흡인 위험에 늘 노출된다.

❷ 그 때문에 연하와 기침반사 기전이 생겼다.

❸ 사람은 커뮤니케이션 능력을 높이기 위해 인두를 크게 만들고 성대 위치를 내려서 연하할 때 위험이 늘었다. 그 위험을 보완하기 위해 기침반사가 발달했다.

이 세 가지를 갖고 생각해 보면, 인류가 아직 수렵채집 생활을 하던 1만 년 이상 전에는 사람에서 사람에게 옮기는 전염병은 거의 없었다. 사람은 소집단 무리에서 생활하며 다른 무리와 접촉이 적었기 때문이다. 머지않아 정착생활을 시작하고 사람이 더 밀집하게 된 이후에 감염질환에 시달리게 되었지만, 그 이후 현재까지 사람의 유전자에 변화를 유발할 정도의 시간은 지나지 않았다. 그렇게 생각하면 기침의 생리적 작용은 흡인을 막기 위한 것이지, 기도감염으로부터 폐를 보호하기 위해 생긴 반사가 아니다. 따라서 감기를 치료하기 위해 기침이 나온다는 것은 정확하지 않다고 본다. 부비동염 등의 젖은기침은 사람이 때마침 갖고 있는 흡인방지시스템이 작동했을 뿐일 수도 있다.

바이러스에 따라서는 감염이 되면 극심한 기침이 나온다. 사람이 바이러스를 내쫓기 위해 기침을 하는 것이 아니라, 실은 바이러스가 사람의 기침반사를 이용하도록 진화했다는 게 정답일 것이다.

바이러스는 기본적으로 세포 내부가 아니면 증식할 수 없다. 감염이 되더라도 어떤 것은 면역시스템으로 제거되는 운명에 있고, 그때까지 다른 숙주를 찾아야 한다. 그래서 사람에게 구비된 기침시스템이 이용된 것이다. 사람의 유전자가 변화하기보다 바이러스의 유전자가 변화하여 진화하는 쪽이 훨씬 빠르다. 우발적으로 기침반사를 일으키도록 변이한 바이러스는 그러지 않은 바이러스에 비하면 생체 내에서 제거되기 전에 기침으로 비산되어 외부 개체에 감염되기 쉽다. 기침을 유발하는 바이러스일수록 살아남아서 복제물을 늘릴 수 있다.

RS바이러스, 메타뉴모바이러스, 파라인플루엔자바이러스 등 기침이 심한 바이러스는 거의 모든 사람이 항체를 갖고 있다. 본래는 연하를 막기 위한 기침시스템을 이용하여 세계에 퍼졌을 것이다. 사람은 연하를 막는 시스템을 획득했지만, 그 때문에 바이러스에 이용되고 기침으로 고생하게 되었다.

column

기관지염이란?

소아 임상현장에서는 기관지염이라는 진단명을 내릴 때가 많다. 그러면 기관지염이란 어떤 병일까? 그 진단명으로 기관지에 염증이 있는 질환이라고 이해하지만, 《머크매뉴얼 의학백과 가정판》에는 "감기 증상이 나타난 뒤에 기침이 생기는 경우에는 일반적으로 급성 기관지염이 의심됩니다"라고 기재되어 있다. 이를 읽으면 정말로 기관지에 염증이 있는지는 문제가 되지 않는 것 같다. 또한 실제 진료에서 기관지에 염증이 있는지 여부를 정확히 파악하기란 불가능하다. 기침을 오래 끄는 최대 원인은 부비동염이며, 임상현장에서 진단되는 기관지염은 대부분 부비동염이라 생각된다.

일본에서는 기침의 원인을 기관지에서 찾는 경우가 많고, 기침 증상이 지속되거나 기침이 심한 경우에는 기관지염으로 진단되었다. 이런 습관은 "기침이 심할수록 심부 감염일 가능성이 높다"는 생각에서 나온 것 같다. 보호자는 기관지염이라는 병명을 "폐렴이 되기 직전"인 상황으로 이해하는 일이 적지 않다. 기침 증상이 중심인 기도감염을 기관지염으로 진단하는 것은 "기침은 위험한 것"이라는 인상으로 이어지며 보호자를 불안하게 한다. 일차진료에서는 기관지염의 진단을 신중하게 내려야 하며, 기관지염은 빈번하게 쓰여야 할 병명이 아니다.

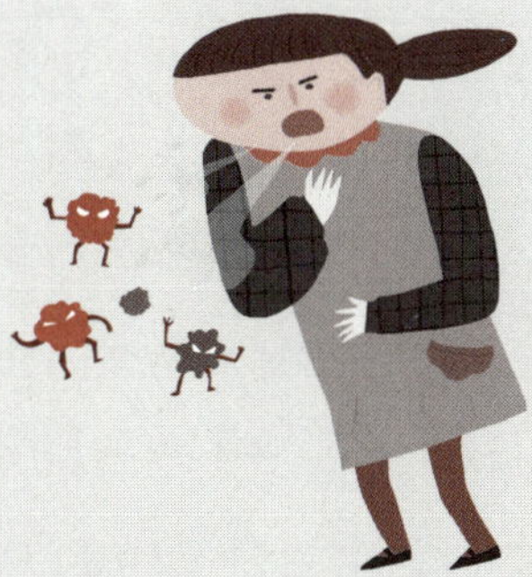

천명

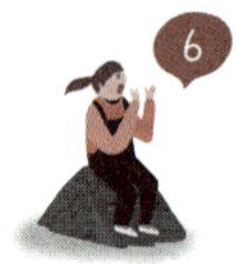

영유아의 감기에는 흔히 천명을 동반합니다. 천명은 반복될 때도 많고, "천식의 시작인가요?" "알레르기로 천명이 생기나요?"라며 불안에 떠는 보호자도 적지 않은 것 같습니다. 여기서는 일차진료에서 천명 진단에 대해 생각하겠습니다.

우선 천명을 청취하는 것은 기관지에서만이 아니라는 점에 주의가 필요합니다. 기도는 콧구멍에서 시작하여 비강, 인두, 후두, 기관, 기관지에서 폐에 이릅니다. 여기서 어딘가에 공기를 어지럽히는 곳이 있으면 와류(turbulence)가 생기고 천명이 생깁니다. 가장 빈번하게 보이는 것은 비성 천명(鼻性 喘鳴, rhinogenous wheezing) 입니다. 영유아에서는 부비동에 분비물이 고인 것만으로 천명이 생깁니다(그림2-16).

비성 천명은 호흡곤란을 유발하지 않고, 일반 상태를 악화시키는 일도 없습니다. 청진만으로는 하기도 천명과 감별하기가 상당히 어렵지만, 비

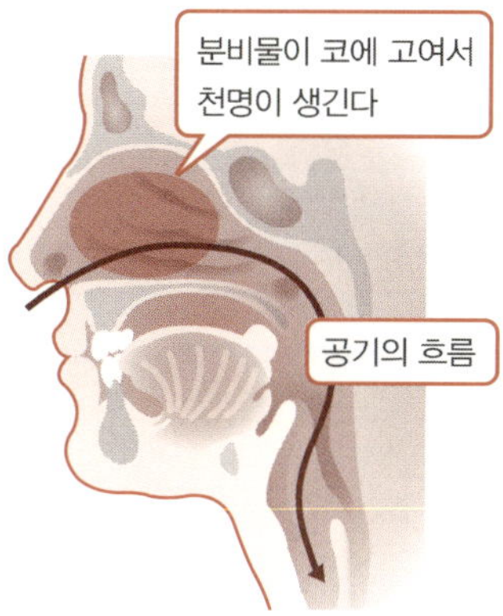

그림 2-16 비성 천명

성 천명인 경우에는 콧물 흡인으로 천명이 소실됩니다. 또한 비성 천명이 청취되는 것은 3~4세 정도까지입니다. 비강이 커지면 코에서 천명을 유발하는 일은 없어집니다.

임상적으로 더 중요한 것은 하기도 천명입니다. 기도는 그 구조상 심부일수록 가늘어지고 비성 천명보다 높은 음조인 청진음이 청취됩니다. 다음에 하기도성 천명에 대해 기재하겠습니다.

천명은 바로 알레르기질환과 기관지천식이 원인이라 생각하지만, 가장 큰 요인은 "바이러스에 대해 체질적으로 기관이 약한 것"입니다. 바이러스가 기관지까지 들어가서 천명이 생기는 것입니다. 기도에 감염되는 많은 바이러스가 천명의 원인이 됩니다.

여기서는 모델 케이스로 RS바이러스 감염의 경과를 생각해 보겠습니다. RS바이러스는 특히 점막부종과 분비물이 많은 바이러스로서 영유아에서는 중증화되는 경우도 적지 않습니다.

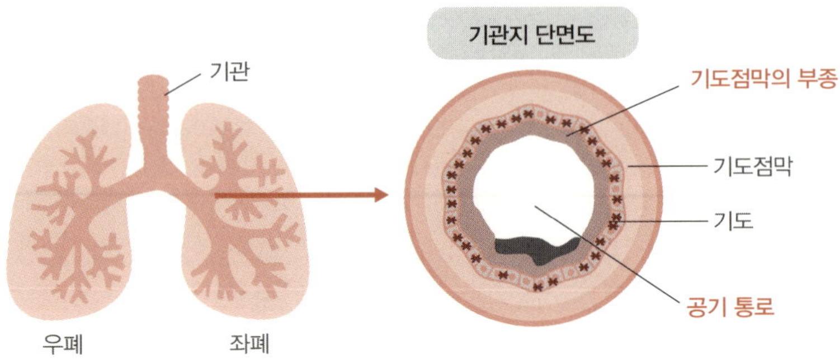

그림 2-17 기관지의 천명

처음에 코에 감염된 바이러스가 부비동으로 퍼지면 화농성 콧물과 젖은기침을 유발합니다. 바이러스는 인두를 넘어 기관에서 기관지까지 들어갈 때가 있는데, [그림2-17]처럼 기관지는 가는 관입니다. 이 기관점막세포에 바이러스(그림2-17, *표시)가 감염되면 기도 점막이 붓고 기도 안에는 분비물이 고입니다. 비강에 바이러스가 감염되면 코 막힘이나 콧물이 나오는데, 같은 일이 기관지 안에서도 생깁니다.

이렇게 되면 공기 통로가 좁아져서 기도 저항이 높아지고 천명이 생깁니다. 천식기관지염이나 세기관지염이라 하는 병태입니다. 천식기관지염과 세기관지염의 차이는 호흡곤란의 강도입니다. 천식기관지염 중에서 일정 수준 이상의 호흡곤란이 있는 병태를 세기관지염이라 하면 될 것 같습니다.

잘못 알면 안 되는 점은, 천식도 몸을 지키기 위해 생기는 증상이라는 것입니다. 폐에 가까워질수록 기관지는 가늘어집니다. 바이러스에 의한 염증이 깊숙이 파급될수록 점막부종이나 분비물로 공기가 통하지 않게 되며 호흡곤란이 심해집니다. 기관지는 바이러스가 심부에 더 들어가지 않도록 국소에서 면역반응을 일으킵니다.

RS바이러스는 대부분의 아이들이 2세 이전에 감염됩니다. 가장 증상이 심한 것은 처음에 감염되었을 때입니다. 5~6세 아이나 성인에서는 RS바이러스에 감염되는 일이 있어도 세기관지염에 걸리지는 않습니다. 이는 감염에 의해 IgG 항체가 생겼기 때문입니다. IgG 항체는 주로 혈중에 존재하며 점막에는 거의 나오지 않기 때문에 상기도에 감염되는 것을 막을 수는 없지만, 세기관지나 폐 주변은 많은 혈액이 흐르기 때문에 바이러스가 들어오는 것을 차단하게 됩니다. RS바이러스는 감염될 때마다 면역이 증강되어 중증화를 억제하는 전형적인 감기바이러스 패턴을 취합니다.

또한 그 밖의 많은 바이러스도 천명의 원인이 됩니다. 기관이 약한 아이를 오래 고생시키는 것은 RS바이러스보다 오히려 약독성인 리노바이러스입니다. 리노바이러스는 오랜 기간 단순한 코감기 바이러스라고 생각되었습니다. 소아와 성인 모두 아무런 증상이 없지만 이 바이러스를 갖고 있는 경우도 많습니다. 독성이 강한 바이러스가 아니기 때문에 사람의 몸에서도 강한 면역반응이 일어나지 않습니다. 그러나 기관지천식의 발작이나 만성 중이염에는 리노바이러스의 감염이 깊이 관여한다는 것이 밝혀졌습니다.

리노바이러스가 문제인 것은, 약독성이기 때문에 이 바이러스에 대한 항체가 좀처럼 만들어지지 않는다는 것입니다. RS바이러스의 혈청형은 두 가지 종류밖에 없습니다. 반면, 리노바이러스는 100종류 이상이나 되는 혈청형이 있습니다. 이 때문에 RS바이러스는 몇 번씩 감염되면 증상이 안 생기게 되지만, 리노바이러스는 몇 번이나 감염되어도 천명이 생깁니다.

천명이 반복되는 아이도 감염될 때마다 항체가 만들어집니다. 초등학교 저학년까지는 대부분의 아이에서 자연스럽게 천명이 없어집니다. 쌕쌕거리는 것은 힘들지만 매번 그렇듯이 강해집니다.

이처럼 "기관이 약한" 체질은 나이를 먹으면서 개선되지만, 일부 아이는 초등학생이 되어도 천명이 반복되고 만성 천명으로 이행합니다. 이것이 진짜 기관지천식입니다.

영유아의 기관지천식 발생 여부는 신중하게 판단해야 합니다. 기관지천식 발생의 가장 큰 위험은 천명이 있는 것이 아니라 기관지에서 만성 염증이 생기는 것입니다. 다양한 환경인자가 기도 염증을 유발하지만, 고도 성장기까지는 SOx나 NOx로 대표되는 대기오염으로 발생한 화학물질을 들이마시는 것이 주요 원인이었습니다. 2000년대 이후는 규제가 엄격해지고 대기 중에 있는 화학물질에 관한 것은 거의 해결되었습니다.

오늘날 만성 염증의 가장 큰 원인은 알레르기입니다. 그중에서도 문제가 되는 것은 거주환경에 있고 성장환경에서 지속적으로 들이마시는 알레르기항원(allergen)인데,[21] 일본에서는 진드기알레르기가 대다수를 차지합니다. 진드기알레르기의 주요 원인은 진드기의 분변인데, 이는 직경 수십 미크론 정도로 작으며 게다가 마르면 산산이 부서지기 때문에 코나 입으로 흡입되어 기도 점막에서 알레르기성 염증이 지속됩니다. 이 염증은 통상적으로 약하고 증상이 없지만, 오래 지속되어 점막의 섬유화를 유발하는 것에 주의가 필요합니다. 인체의 다양한 조직세포는 유전자에 상정된 것 이상으로 전환(turnover)이 빠르면 섬유조직으로 변화하는 성질이 있으며, 점막세포 역시 염증이 지속되어 섬유모세포(fibroblast)로 바뀝니다.[22] 실제로 알레르기성 염증이 심한 아이는 혈중 조직섬유화인자가 많은 것으로 밝혀졌습니다.[23,24] 섬유화가 생길수록 정상 점막의 기능을 잃기 때문에 "기관이 약한" 체질이 되고 기도의 과민성도 항진됩니다. 이 상태에서 리노바이러스 등에 감염되면 천명이 생깁니다. 기관지천식이 의심되는 경우에는 천명을 그치게 하는 것을 목표로 하기보다 만성 염증의 원인을 확인하고 그것을 예방하는 것이 천식 예후의 개선으로 이어진다고 생각됩니다.

최근 영유아의 천명은 증가하고 있지만, 그 한편으로 진짜 기관지천식인 아이는 줄고 있습니다. 영유아의 천명이 증가한 것은 주요 원인인 바이러스 감염의 중증화 때문입니다. 어린이집 입소자 수는 해마다 증가하고 있습니다(그림2-18).[25] 어린 나이부터 집단생활을 하는 것은 영유아의 부비동 보균 상황을 변화시켰습니다. 폐렴구균이나 인플루엔자균 같은 병원성이 높은 균을 보균한 아이가 급격히 증가했고, 게다가 RS바이러스와 리노바이러스 등은 기침 시스템을 이용하여 아이에서 아이로 퍼집니다. 또한 어린이집에 있는 아이뿐만 아니라 형제나 성인에게도 감염은 확대됩니다.

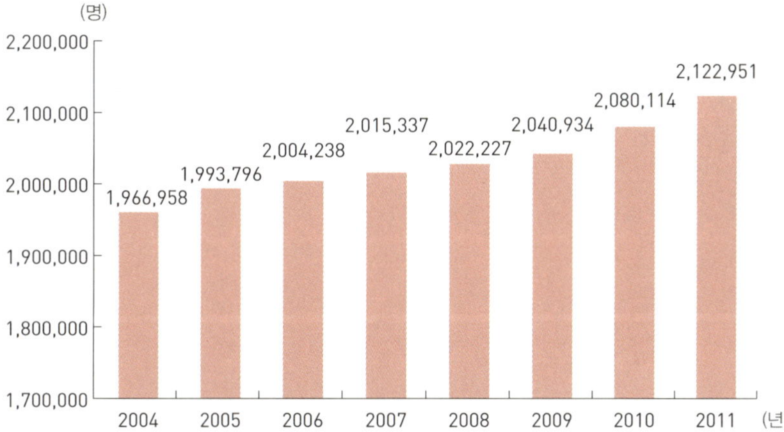

(문헌25에서)

그림 2-18 어린이집 입소자의 추이

폐렴구균 등을 보균하고 있으면 바이러스는 세균이 갖고 있는 다양한 단백질을 이용하여 잘 증식하게 됩니다. 결과적으로 바이러스 감염이 중증화되기 쉬워지는데, 이것이 어린 연령에서 천식이 증가한 이유입니다.

한편으로 대기오염이나 중증 기도알레르기 같은 만성 염증을 유발하는 원인은 감소하고 조절이 가능해지고 있습니다. 이 때문에 진짜 기관지천식인 소아는 감소하고 있습니다.

column

천명의 개념

천명에 대한 개념을 바꿔야 한다. 대부분의 영유아 천명은 바이러스 감염에 의한 것으로, 그 자체가 일과성이며 심한 손상을 남기지 않는다. 호흡기능을 저해하는 원인은 만성 염증에 있지 천명에 있는 것이 아니다. 반대로 아이는 천명이 있을 때마다 항체를 획득하고 강해진다고 생각할 수도 있다.

기관지천식의 치료를 계속하기 위해 "쌕쌕거릴 때마다 기관이 손상된다"라고 설명할 때가 있다. 보호자가 천명인 아이를 간병하여 아이가 간신히 낫더라도 손상이 남는다는 말을 들으면, 그 노고는 보상받지 못하는 것 같다. 천명은 반복되는 일이 많아서, 보호자는 매번 자신을 책망하게 된다. 생명에 걸린 중증 천식에 치료가 필요한 것은 당연하지만, 경증인 천명이라면 위험도 높지 않고 치료로 어느 정도 호흡기능의 예후가 개선되는지 명확하지도 않다. 바이러스 감염을 막기도 곤란하다.

일차진료에서 경험하는 경증인 천명 소아에 대해 어쨌든 증상이 생기지 않도록 치료하려는 것은 방향성이 잘못된 것이라고 말할 수밖에 없다. 호흡기능을 지키기 위해 중요한 것은 만성 염증을 억제하는 것이다. 천명 증상에 구애되어서는 안 된다.

기침형천식은 있나?

기침 치료가 지연되는 경우, 일본에서는 기침형천식(cough variant asthma)으로 진단되는 일이 상당히 많다. 이는 일본의 의사가 전통적으로 기침의 원인을 기관지에 있다고 생각하는 경향에 영향을 받고 있다. 특히 기도감염 이후에 기침을 오래 끄는 케이스는 기침형천식이라고 진단을 내리는 경향이 있는데, 이는 올바른 것일까?

앞서 말했던 것처럼 기침반사의 중추는 후두에 있다. 후두는 점막주름이 있어서 공기의 자극을 잘 받는다. 기침에 의한 강한 기류로도 점막장애가 생긴다. 오래 끄는 기침은 후두 염증이 원인일 때가 많은 것 같다. 대부분의 기침형천식이 보여주는 진짜 병태는 후두염이 아닐까?

본래의 기침형천식은 기도의 만성 염증으로 유발되는 점막의 섬유화(리모델링)에 의해 기침반사의 역치가 내려가서 생기는 마른기침이다. 감염이 유발하는 지연기침을 기침형천식으로 보는 것은 병태와 거리가 멀기 때문에 진단명을 바꾸는 쪽이 좋다. 특히 영유아를 기침형천식으로 진단하는 것은 4-4-D **'기관지천식 가이드라인'**(160쪽)에서 해설할 가이드라인의 영향도 있으며 과잉치료로 이어지고 있다.

보호자에게

- 어린아이는 천명이 반복되는 일이 흔히 있습니다. 천명이 생기는 아이는 원래 감기에 약한 아이이기 때문에, 몇 번이나 열이 나거나 기침이나 콧물도 많은 것 같습니다. 중이염에도 잘 걸릴 수 있습니다.

- 천명은 대부분 감기바이러스가 기관지까지 들어가서 생깁니다. 입원할 정도는 아닌 가벼운 천명은 기관지감기라고 생각해 주십시오.

- 천명은 반복되는 경향이 있어서 엄마를 몹시 걱정하게 만드는 것 같습니다. 그렇지만 아이는 천명이 있을 때마다 강해집니다. 다만 본격적인 천명이 되지 않기 위해, 기관지를 손상시키는 원인이 없는지는 잘 찾아볼 필요가 있습니다. 대부분은 알레르기이지만, 배기가스 등으로 공기가 오염된 것이나 담배 연기도 원인이 됩니다.

- 이와 같은 원인이 없으면 앞으로는 강해질 것이며 호흡기능에도 문제가 생기는 일은 거의 없습니다. 괜찮습니다. 미래는 밝습니다. 지금은 힘들겠지만 힘을 내서 육아를 하십시오.

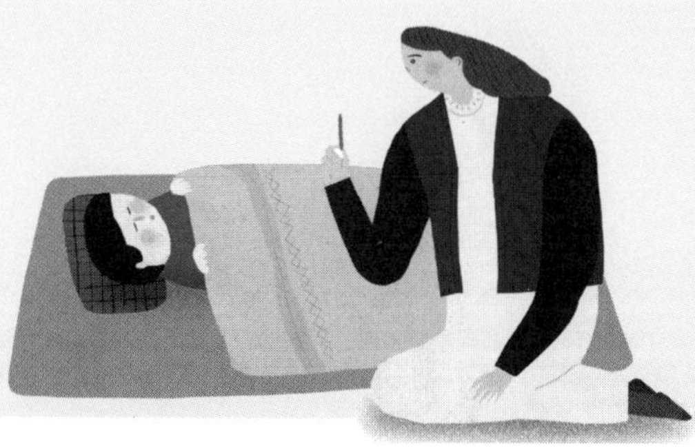

column

감기의 자연경과를 바꿀 수 있을까?

감기의 자연경과를 바꿀 수 있을까? 감기의 주요 원인이 되는 바이러스에는 많은 종류가 있는데, 인플루엔자바이러스를 제외하고 바이러스 그 자체에 작용하는 약은 없다. 실은 지금까지 감기의 자연경과를 바꿀 수 있는지 여부에 다양한 시도가 이루어졌다. 제3장에서 자세히 해설하겠지만, 치료에 의해 감기의 경과를 바꾸는 것은 불가능하고, 대부분의 경우에서는 합병증을 막을 수도 없다. 오히려 투약은 증상을 오래 끌게 하거나 다양한 부작용의 위험을 초래한다. 어떤 보호자는 감기 초기에 내원하여 "악화되기 전에 고치고 싶다"고 말하는데, 그런 기대에 부응하기란 불가능하다.

"효과가 있었네요. 빨리……"라는 광고는 이미지를 전할 뿐이지, 아무런 과학적 근거는 없다. 제약회사는 가벼운 감기에 약을 구입하도록 만드는 것이 판매량을 가장 늘리는 법이고, 감기약의 판매량을 늘리기 위해 이러한 광고문구를 퍼뜨리는 것 같다. 약사법에 언급되지 않은 범위의 상업적인 선전은 위법행위가 아니지만, TV 광고를 통한 이미지 전략은 많은 사람들의 심리상태에 영향을 준다. 앞으로 다소간의 규제가 필요하다고 본다.

[참고문헌]

1 Wald ER, Applegate KE, Bordley C, et al: Clinical practice guideline for the diagnosis and management of acute bacterial sinusitis in children aged 1 to 18 years. Pediatrics, 132(1): e262-280, 2013.

2 稲光まゆみ: 鼻汁・鼻閉. 開業医の外来小児科学, 第6版, 豊原清臣, 他(監), 下村国寿, 他(編), 南山堂, 東京, 168-172, 2013.

3 Hay AD, Wilson A, Fahey T, et al: The duration of acute cough in pre-school children presenting to primary care: a prospective cohort study. Fam Pract, 20(6): 696-705, 2003.

4 武村政春: 新しいウイルス入門(ブルーバックス), 講談社, 東京, 2013.
5 板垣勉: 小児における感冒の特徴. インフルエンザ, 14(3): 179-184, 2013.
6 Kristo A, Uhari M, Luotonen J, et al: Paranasal sinus findings in children during respiratory infection evaluated with magnetic resonance imaging. Pediatrics, 111 (5 Pt 1): e586-589. 2003.
7 西村龍夫: 小児の長引く咳嗽に関与する副鼻腔炎の頻度. 日本小児科学会雑誌, 112(1): 31-35, 2008.
8 武内一, 山上佳代子, 嶋田聡: 保育園入園1年間での上咽頭培養の変化-Hib抗体測定結果にも言及して-. 小児感染免疫, 19(4): 399-403, 2007.
9 Short KR, Habets MN, Hermans PW, et al: Interactions between Streptococcus pneumoniae and influenza virus: a mutually beneficial relationship? Future Microbiol, (5): 609-64, 2012.
10 Yu D, Wei L, Zhengxiu L, et al: Impact of bacterial colonization on the severity, and accompanying airway inflammation, of virus-induced wheezing in children. Clin Microbiol Infect. 16(9): 1399-1404, 2010.
11 Jartti T, Kuneinen S, Lehtinen P, et al: Nasopharyngeal bacterial colonization during the first wheezing episode is associated with longer duration of hospitalization and higher risk of relapse in young children. Eur J Clin Microbiol Infect Dis, 30(2): 233-241, 2011.
12 加藤 茂孝: 人類と感染症の歴史-未知なる恐怖を超えて, 丸善出版, 東京, 2013.
13 Denny FW, Wannamaker LW, Brink WR, et al: Prevention of rheumatic fever ; treatment of the preceding streptococcic infection. J Am Med Assoc, 143(2): 151-153, 1950.
14 內閣官房: 幼児教育無償化に関する関係閣僚・与党実務者連絡会議(第2回)議事次第, 参考1 說明資料. http://www.cas.go.jp/jp/seisaku/youji/dai2/sankou1.pdf
15 Nishimura T, Suzue J, Kaji H: Breastfeeding reduces the severity of respiratory syncytial virus infection among young infants: a multi-center prospective study. Pediatr Int, 51(6): 812-816, 2009.
16 佐藤 公則, 梅野 博仁, 千年 俊一, 他: 睡眠中の嚥下と呼吸. 音声言語医学, 52(2): 132-140, 2011.
17 Canning BJ: Anatomy and neurophysiology of cough reflex: ACCP evidence-based clinical practice guidelines. CHEST, 129(1 Suppl): 33S-47S, 2006.
18 Mazzone SB: An overview of the sensory receptors regulating cough. Cough, 1: 2, 2005.
19 Chang AB, Glomb WB: Guidelines for evaluating chronic cough in pediatrics: ACCP evidence-based clinical practice guidelines. CHEST, 129(1 Suppl): 260S-283S, 2006.
20 Paul IM, Beiler J, McMonagle A, et al: Effect of honey, dextromethorphan, and no treatment on nocturnal cough and sleep quality for coughing children and their parents. Arch Pediatr Adolesc Med, 161(12): 1140-1146, 2007.
21 Illi S, von Mutius E, Lau S, et al: Perennial allergen sensitisation early in life and chronic asthma in children: a birth cohort study. Lancet, 368(9537): 763-770, 2006.
22 Lopez-Guisa JM, Powers C, File D, et al: Airway epithelial cells from asthmatic children differentially express proremodeling factors. J Allergy Clin Immunol, 129(4): 990-997, 2012.
23 Jia G, Erickson RW, Choy DF, et al: Periostin is a systemic biomarker of eosinophilic airway inflammation in asthmatic patients. J Allergy Clin Immunol. 130(3): 647-654, 2012.
24 Hur DG, Khalmuratova R, Ahn SK, et al: Roles of periostin in symptom manifestation and airway remodeling in a murine model of allergic rhinitis. Allergy Asthma Immunol Res, 4(4): 222-230, 2012.
25 厚生勞働性: 保育所等関連状況取りまとめ(平成23年4月1日) http://www.mhlw.go.jp/stf/Houdou/2r9852000001q77g.html

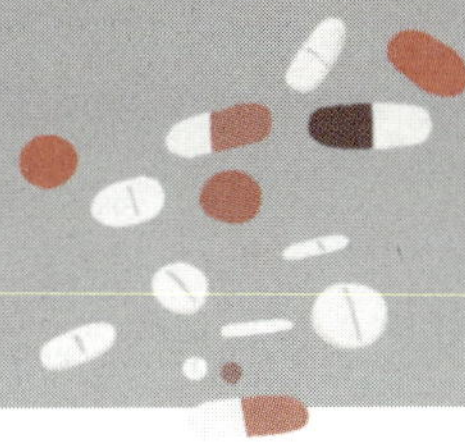

3

감기 치료란

—

1. 감기와 항생제
2. 감기약의 효과
3. 의료제도의 폐해
4. 악순환

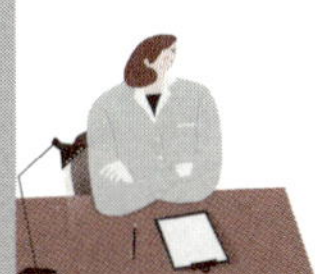

감기와 항생제

감기에는 어떤 치료가 이루어질까요? 제가 2009년 11월에 한 조사를 보면, 7세 미만의 감기 환자에게 항생제가 75%에 투여되었으며, 종류는 세파계가 66%, 마크롤라이드계가 16%였습니다. 그 밖에도 항히스타민제가 88%에, 거담제는 82%, 진해제는 64%에, 기관지확장제는 60%에 투여되었습니다(그림3-1).[1] 모두 많은 종류의 약이 동시에 처방되고 있으며, 이런 약제를 조합하여 투여하는 것이 감기의 표준적인 치료법이 되어 있다고 생각할 수 있습니다. 그러면 어떤 증상에 대해 이와 같은 치료가 이루어지는 것일까요? 2014년에는 다시설 공동으로 감기에 관한 소아과 의사의 투약 조사를 했는데, 발열에는 항생제를 투여하고, 콧물 증상에는 항히스타민제를 투여하며, 기침 증상에 진해제와 기관지확장제를 투여한다는 결과였습니다.[2] 이후에 이런 투약이 소아의 감기 증상에 어떻게 영향을 주는지 살펴보겠습니다.

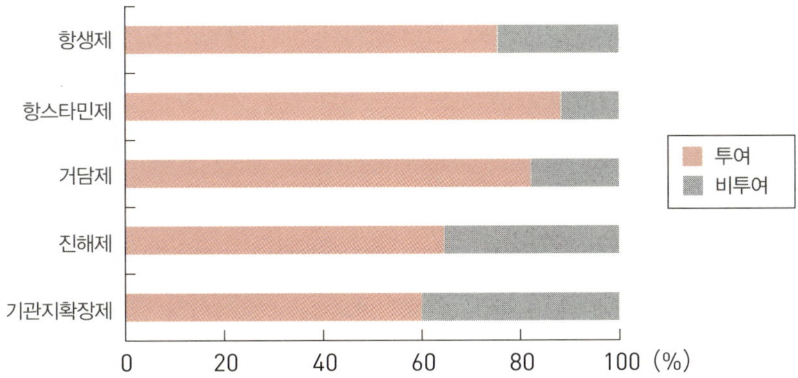

그림 3-1 감기에 대한 치료

감기에는 항생제의 효과가 없습니다. 그러나 [그림3-1]처럼 현실에서는 감기에 걸린 상당히 많은 아이에게 항생제가 처방되는 것 같습니다.

이는 다양한 이유가 있습니다. 의사에게 감기 진료에 대한 충분한 지식이 없다는 점, 전제로 하는 임상 데이터가 없었다는 점, 일본의 의료제도는 조기 진찰이 많으며 발열의 원인을 알기 힘들다는 점, 자유접근제도는 경과 관찰을 지시하기 힘들다는 점 등 많은 요인이 있는 것 같습니다. 그러나 감기를 항생제로 치료하거나 감기의 악화를 항생제로 막겠다는 것은 잘못된 생각입니다. 불필요한 항생제 투여에는 여러 가지 단점이 있습니다. 여기서는 "감기에 처방하는 항생제"의 폐해에 대해 고민해 보았으면 합니다.

A 장기적 영향

인간의 몸은 세균과 공생하고 있습니다. 거의 모든 세균은 인간에게 필요한 것이며, 병원성이 있는 극히 일부만이 문제를 일으킵니다. 우선 이러한 미생물의 세계관을 익힐 필요가 있는데, "병을 치료한다"는 것을 주안점으로 교육을 받은 의사일수록 이런 생각을 하지 않는 것 같습니다. 특히 일차진료 임상에서 병원균에만 관심을 돌리면 많은 폐해가 생깁니다. 그 중에서도 영유아는 면역 발달에 세균을 이용하기 때문에 몸에 세균총을 갖는 것이 중요합니다. 아기는 출생 시에 스스로 항체를 만들 수 없으며, 임신되어 있는 동안에는 엄마로부터 이행된 면역(IgG 항체)을 받아서 몸을 지킵니다. 그러나 출생 후 엄마로부터 받은 IgG는 서서히 감소하고 생후 4~5개월에는 거의 소실됩니다. 그 후 본인 스스로 IgG를 생산하게 되며, 4~6세 무렵에는 성인에 가까운 수치가 됩니다.

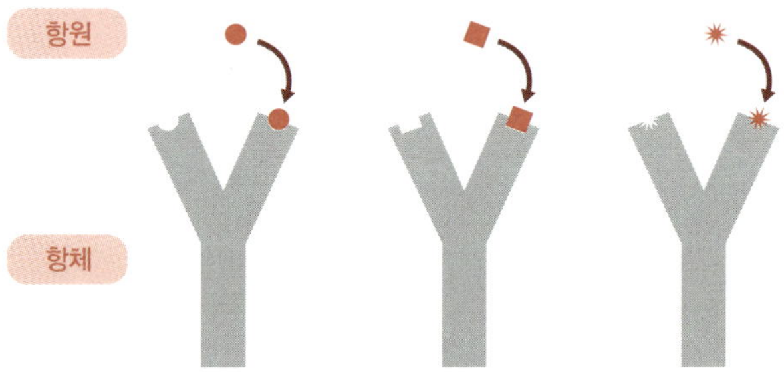

그림 3-2 **IgG**
다양한 항원마다 각 항체가 만들어진다

한마디로 IgG라고 하더라도 각각 개별 항원에 대한 항체이기 때문에 무수한 종류가 있으며(그림3-2), 모든 IgG는 전용림프구에서 만들어집니다. 홍역 · 풍진혼합백신을 접종하면 홍역의 IgG를 만드는 전용림프구와, 풍진의 IgG를 만드는 전용림프구가 생깁니다. 젊은 림프구는 다양한 항원 자극을 받아서 유전자 재편성이 생기며 전용항체를 생산하는 성숙림프구가 됩니다. 이처럼 항원과 항체는 1대1 관계이기 때문에, 영유아의 면역을 완성시키기 위해서는 되도록 많은 종류의 항원에 접촉할 필요가 있습니다. 그러나 그만큼 감염되는 것은 큰일입니다. 그래서 장내세균이 이용됩니다. 장내세균에는 많은 종류가 있으며 하나하나가 다양한 항원을 갖고 있어서, 림프구는 그 항원을 이용하여 항체를 만드는 림프구로 변화합니다. 이처럼 영유아기는 면역학적으로 활발한 시기이지만, 현재는 생물학적 다양성이 없어지고 있는 시대입니다. 그것이 알레르기나 다양한 자가면역질환의 증가와 관련 있다고 생각합니다.

영유아기의 항생제 투여는 장내세균에 많은 영향을 끼칩니다. [그림 3-3]은 페니실린계 항생제인 암피실린(Ampicillin: ABPC) 투여 후 장내세균총의 변화입니다.[3] 투여 후 4일째에 감수성이 있는 세균이 줄어드는 것을 알 수 있습니다. [그림3-4]는 더 광범위하게 효과가 있는 세파계 항생제인 세프메녹심(Cefmenoxime: CMX)을 투여한 이후의 변화인데, ABPC 이상으로 많은 종류의 세균이 감소하는 것을 알 수 있습니다. 문제는 항생제 투여로 면역계가 받는 영향은 장기적으로 보지 않으면 알 수 없다는 점입니다. 실제로 영아기에 항생제가 빈번하게 투여될수록 그 후 알레르기 질환이 늘어난다는 데이터가 있습니다(그다지 영향이 없는 것 같다는 보고도 있습니다).[4,5]

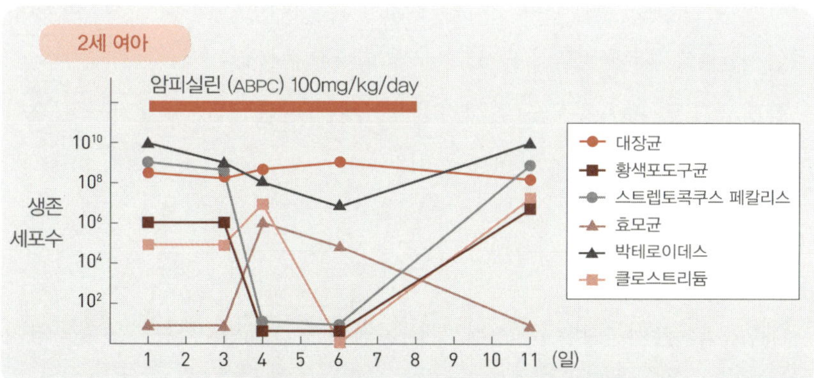

그림 3-3 암피실린 투여 후 장내세균총의 변화

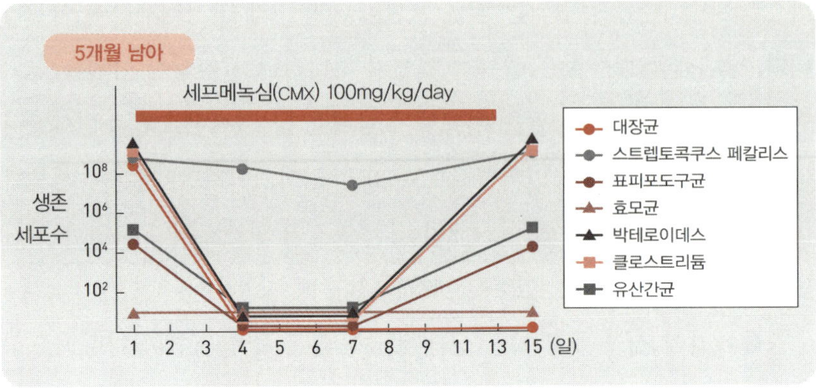

그림 3-4 세프메녹심 투여 후 장내세균총의 변화

물론 이런 이유로 필요한 항생제 투여까지 중단해야 한다는 논의는 아닙니다. 그러나 "감기에 항생제"가 당연하다는 흐름은 역시 중단해야 합니다. 영유아는 빈번하게 감기에 걸리는데, 그때마다 항생제가 투여되는 경우가 있습니다. 특히 현재는 세파계 등 광범위 항생제를 경구투여하는 일이 적지 않으며, 1년에 다섯 번 감기에 걸려 매번 5일간 항생제를 투여한다면, 그 아이는 1년에 한 달 가까이나 광범위 항생제를 복용하게 됩니다. 현실적으로는 그 이상의 기간, 상당히 장기간에 걸쳐 항생제 투여가 지속되는 아이도 있습니다. 장내세균총뿐만 아니라 피부의 세균 등 기타 정상세균총에 대한 영향도 무시할 수 없을 것입니다.

항생제가 필수인 경우도 있겠지만, 각 개인의 감염을 잘 살펴서 필요한 경우에만 투여하는 자세가 필요합니다.

B 단기적 영향

대부분의 감기는 바이러스성 부비동염인데, [그림3-5]는 부비동염이 생긴 아이의 콧속입니다. 콧물 안에는 무균이 아니라 대부분의 경우에 세균이 검출됩니다. 항생제를 복용시키면 장에서 흡수되어 혈액 속으로 들어갑니다. 대부분의 약은 소변으로 바로 나오지만, 극히 일부의 약만 점막에 이따금 흐르고 콧물로도 나옵니다. 그러나 화농성 콧물은 점조가 높고 유동성이 없으며, 내부에 항생제의 농도 차이도 생기기 때문에 항생제가 별로 도달하지 못하는 부분도 있게 됩니다(그림3-6). 항생제를 복용하면 약이 잘 도달하는 점막 가까운 곳에 있는 균은 사멸하지만, 잘 도달하지 못하는 곳에서는 항생제에 약한 균만 사멸하고, 강한 균은 살아남게 됩니다.

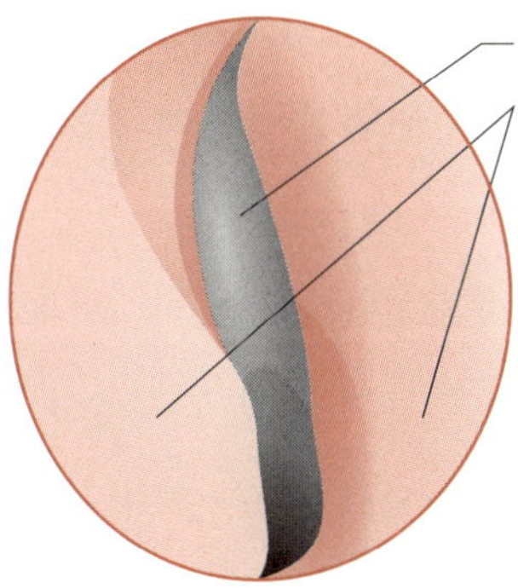

그림 3-5 부비동염이 생긴 아이의 콧속

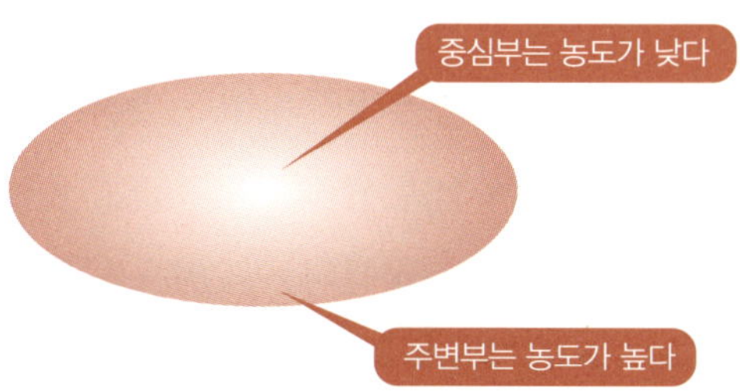

그림 3-6 화농성 콧물 속 항생제의 농도 차이

어린이집 등에서 집단생활을 하는 영유아는 건강할 때도 이런 균을 보균하고 있습니다. 감기로 부비동염이 생기면 세균 증식에 최적 환경이 만들어집니다. 여기에 항생제가 투여되면 감수성이 있는 균은 줄어들지만 내성균은 남게 됩니다(그림3-7). 또한 병원성 균일수록 내성화가 진행되기 때문에, 항생제가 투여되면 상재균보다 병원성 세균으로 변화가 진행됩니다. 실제로 항생제 투여로 인해 영유아가 병원성 세균을 보균할 위험이 증가하는 것이 밝혀졌습니다.[6]

대부분 아이들의 부비동염에서 반복적으로 동일하게 도태(淘汰)된 결과, 현재 영유아의 코에 있는 폐렴구균이나 인플루엔자균이 고도로 내성화되고, 게다가 필요한 상재균에서 병원균으로 변화합니다. 그런 균이 세균성 중이염이나 세균혈증, 세균성 수막염, 폐렴 등의 원인이 되기 때문에, 부비동 균이 내성화되면 확실히 위험성이 증가합니다. 소아 의료에 종사하는 의사는 크게 반성해야 한다고 생각합니다.

영유아의 코에는 평소에도 다양한 세균이 살고 있습니다. 앞서 말한 것처럼 감기에 걸려서 콧물이 고이면 그 안에서 증식합니다. 그러나 이 단계에서 그것은 colonization으로, 단순히 여기에 세균이 있기만 한 것임을 이해해야 합니다. 세균이 몸에 유해한 것이 되는 것은 infection(감염)이 생겼을 때입니다. 세균이 점막에서 더 깊은 곳으로 침입하면 infection 상태가 됩니다. infection이 되면 발열 · 통증 · 발적 증상이 생기는데, 그 밖에 생체반응으로서 백혈구와 CRP 수치 같은 염증표지자가 상승합니다. colonization인 상태에서는 항생제를 투여해도 환자에게 유해할 뿐입니다. infection이 되어서야 비로소 항생제를 투여하는 장점이 단점을 상회하게 됩니다. 콧물과 기침은 단순히 분비물이 있음을 보여줄 뿐이지 지표가 되지는 않습니다.

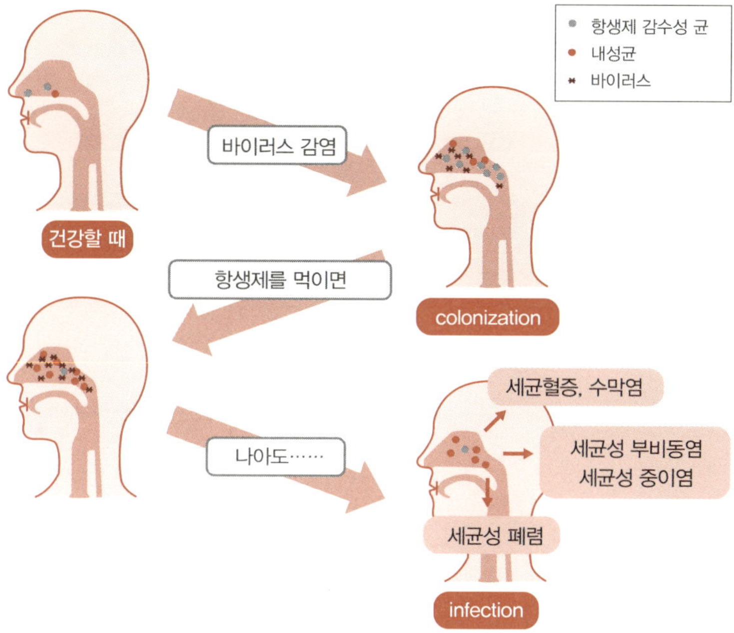

그림 3-7 항생제가 투여된 결과

열심히 진찰해서 눈앞의 아이 상태를 파악하고, 경우에 따라서는 검사도 병용합니다. 그렇게까지 해도 모르겠으면 경과를 보면 됩니다. "최종적으로 판단할 수 있는" 것이 임상의사의 아이덴티티가 아닐까요?

단순히 감기가 있다는 이유로, 혹은 콧물이 색을 띤다는 이유로 항생제를 투여하는 것은 간편합니다. 그러나 그런 증상을 보고 기계적으로 처방한다면 임상의사의 경험은 의미가 없습니다. 병태를 생각하지 않고 증상만 보는 의료는 보호자의 만족은 얻을 수 있어도 아이를 진정으로 위하는 것이 아닙니다. 소아과 의사는 아이의 최선의 이익을 위해 진료해야 하기 때문에, 우선은 "감기에 항생제"라는 생각을 바꿔야 합니다.

감기 치료란

감기약의 효과

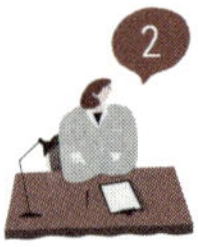

A 항히스타민제

과거에 소아과 의사는 콧물 증상에 항히스타민제를 투여하면 치료가 된다고 생각했습니다. 그러나 영유아에게 항히스타민제를 투여해도 임상증상의 개선은 없는 한편, 부작용인 졸음이 생깁니다.[7] 가령 항히스타민제를 하루 세 번(매 식후)씩 투여하면 낮에 졸음이 생기고 수면리듬이 망가져서 오히려 QOL이 떨어집니다.

또한 감기 경과를 오래 끌게끔 만드는 것과 관련 있습니다. 항히스타민제는 염증 부위의 히스타민 작용을 억제하여 분비물 양을 감소시키지만, 그 때문에 분비물의 점도가 올라가는 것이 문제입니다. [그림3-8]은 급성중이염 이후에 중이에 고인 저류액이 어느 정도로 낫는지를 표로 만든 것입니다.[8] 아무런 약도 투여하지 않은 그룹(플라세보군)에 비해 항히스타민제 투여군은 유의하게 저류액의 잔존 기간이 길어졌습니다. 이는 항히스타민제를 투여하여 분비물의 배출이 지체되는 것을 보여줍니다.

기도의 바이러스 감염은 부비동염을 생기게 하고 액체가 저류합니다. 항히스타민제를 투여하여 콧물이 줄어들면 언뜻 보기에 나았다고 생각되어서 보호자의 납득은 얻기 쉽지만, 오히려 진짜 질환을 오래 끌게 만듭니다(무엇보다 콧물을 줄이는 효과조차 의심스럽습니다).

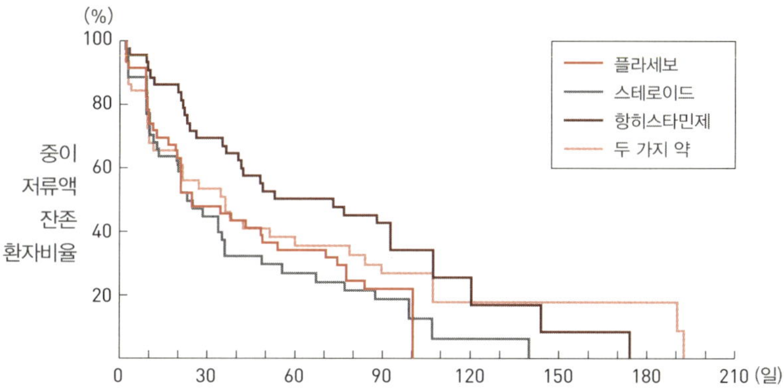

(문헌8에서)

그림 3-8 항히스타민제가 중이염 이후의 중이 저류액 잔존에 미치는 영향

그럼에도 오랜 기간에 걸쳐 영유아에게 항히스타민제를 투여한 소아 의료에 종사하는 의사는 반성해야 하겠습니다.

B 진해제

진해제는 몇 가지 있는데, 소아 기침에 듣는다고 증명된 것은 없습니다. 지금의 진해제는 모두 성인용 약을 소아용으로 감량하여 투여되는 것인데, 소아는 작은 성인이 아닙니다. 기도의 구조와 기침의 원인이 동일하지 않기 때문입니다.

가령 대표적인 진해제는 덱스트로메토르판(Dextromethorphan, Medicon®)

인데, 이중맹검시험에서는 플라세보와 차이가 없는 것이 증명되었으며, 오히려 벌꿀 쪽이 효과적이라는 데이터도 있습니다(그림3-9).[9]

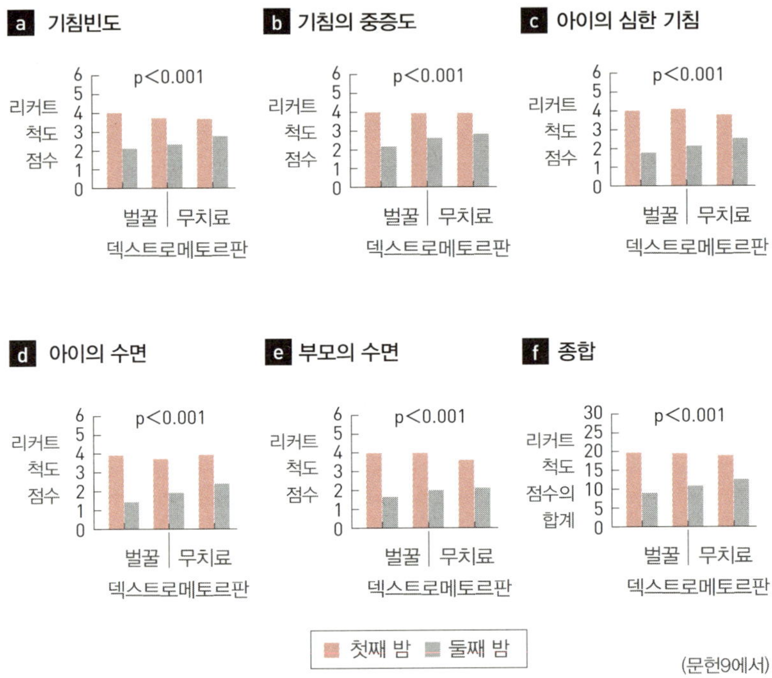

(문헌9에서)

그림 3-9 야간에 기침을 한 아이와 그 부모에 대한 덱스트로메토르판과 벌꿀의 효과

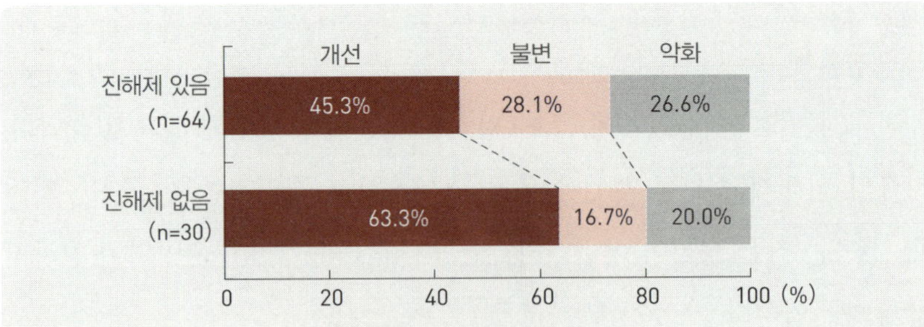

(문헌2에서)

그림 3-10 기침의 경과 조사

2014년에 저를 포함한 그룹에서 감기에 걸린 아이들의 경과조사를 했습니다.[2] 초진 시 감기로 판단된 아이를 대상으로 하고, 3~4일 뒤에 보호자에게 전화로 연락하여 증상이 개선되었는지, 차도가 없는지, 악화되었는지 물었고, 다양한 투약이 발열 · 콧물 · 기침 등의 증상에 어떻게 영향을 주는지 조사했습니다. 어떤 약도 발열과 콧물의 경과에 영향을 주지 않았고, 결국 빨리 좋아진 것도 없지만 증상이 지연된 것도 없는 결과였습니다. 그러나 유일하게 기침은 투약에 의한 영향이 명확히 있었습니다. 놀랍게도 진해제가 투여된 경우에 오히려 기침을 오래 끈다는 결과였습니다(그림3-10). 이는 진해제가 실제로 기침을 오래 끌게 한다기보다 투약에 의한 보호자의 심리적인 영향이라 생각합니다.

이 조사는 보호자에게 한 질문조사이기 때문에, 아이의 기침 정도를 판단하는 것은 보호자입니다. 보호자의 호소는 기침의 실제 강도와 크게 괴리가 있음을 알 수 있습니다.[10] 심한 기침이라도 거의 신경 쓰지 않는 보호자도 있고, 하루에 몇 번의 기침에 걱정하면서 진찰받으러 오는 보호자도 있습니다. 기침에 대한 과민도가 아이의 증상 평가에 영향을 크게 준다는 것입니다.

그러면 [그림3-11]과 같은 가설을 생각할 수 있습니다. 감기의 기침은 발생한 지 며칠 뒤에 정점이 되며, 그 후 서서히 개선된다고 합니다. 보호자는 어느 정도 기침이 두드러진 시점에서 기침을 의식하게 되어 진찰을 받으러 옵니다. 진해제를 처방하는 의사는 "기침을 그치게 해드리겠습니다"라는 생각을 갖고 있습니다. 그러면 보호자는 오히려 기침을 의식하게 되고, [그림3-11]의 A 기간만큼 기침을 의식하게 됩니다. 한편 진해제를 처방하지 않은 의사는 "기침이 나오기 때문에 낫는 겁니다"라고 설명합니다. 그러면 보호자가 아이의 기침을 의식하는 수위가 높아지고, 기침을 의식하는 기간은 [그림3-11]의 B가 되며, 병기(病期)를 단축하는 셈입니다. 이에 대해 일차진료에서 진해제를 쓰지 않는 의사라면 납득할 수 있지 않을까요?

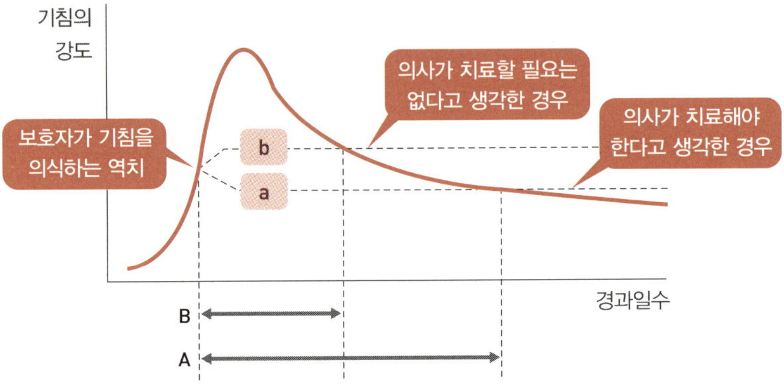

그림 3-11 기침이 오래 끄는 이유

기침이 나오니까, "진해제를 주세요"라고 진찰을 받는 보호자는 끊이지 않습니다. 감기에 걸릴 때마다 기침약을 받는 사람일수록 기침에 과민해집니다. 이는 발열에 으레 항생제가 투여되면 심리적 오류에 의해 발열을 두려워하게 되는 것과 동일한 이치입니다. 발열은 체온이라는 객관적인 지표가 있지만, 기침에 이와 같은 지표는 없으며 보호자의 주관이 크기 때문에 더 골칫거리입니다.

대부분의 영유아 기침은 감기에 의한 것입니다. 감기로 인한 기침은 일반적으로 생각하는 것보다 오래 지속됩니다. 특히 어린이집 등에서 집단생활을 하는 아이는 부비동염으로 기침을 쭉 합니다. 여기에 치료 개입을 해도 효과가 없는 까닭에, 보호자는 스트레스가 늘게 됩니다.

column

티페피딘 히벤즈산염의 효과

소아의 일차진료에서 가장 많이 쓰이는 진해제는 티페피딘 히벤즈산염(Tipepidine hibenzate. Asverin®)이다. 이 약은 쓰인 지 50년 이상이나 되는데, 과연 그 효과는 증명되어 있을까?

[표1]에 티페피딘 히벤즈산염의 의약품 인터뷰 서식의 일부를 올렸다. 그 약효는 진해 작용은 개, 기관지샘 분비항진작용은 토끼, 기도점막 섬모상피운동 항진은 비둘기로 실험한 근거라고 한다. 사람에 관한 기재는 없으며, 단순한 동물실험데이터를 "사람에게도 효과가 있을 것이다"라고 추정한 것이다. 그런데 개와 사람은 인두와 후두가 다르고, 기침반사도 사람 쪽이 훨씬 진화된 것을 갖고 있다.

또한 "효능 또는 효과"로 감기, 상기도염, 급성 기관지염 등을 들고 있는데, 무작위 시험이 아니다. "투여했더니 개선되었다"라는 시험이지 약효를 보여주는 데이터는 없다. 그 한편으로 부작용 데이터베이스가 있는 것도 잊어서는 안 된다.

결국 티페피딘 히벤즈산염이 사람에게 약효가 있는지 증명하는 과학적 데이터는 없으며, 부작용만은 확실히 있다는 것이다. 게다가 성인의 혈중 농도에 대한 기재는 있지만, 소아에 대해서는 쓰여 있지 않다. 따라서 소아 치료에 사용할 만한 "약제"라고 할 수 없다.

소아 감기에 투약되는 약은 대부분 동일한 상황에 있다. 이러한 약제가 "진해제"로 습관적으로 투여되는 것은 윤리적으로도 허용되어서는 안 된다.

[표1] **약효를 뒷받침하는 시험 성적**

1) 진해 작용

개 16mg/kg(티페피딘으로) 경구 투여로 코데인 인산염(Codeine Phosphate)과 거의 동등한 진해작용(coghing dog method)을 보인다. 작용은 30분~1시간 뒤에 발현되고 약 5~6시간 지속된다.

2) 기관지샘 분비항진작용

토끼 100mg/kg 경구 투여로 브롬헥신 염산염(Bromhexine Hydrochloride) 50mg/kg 경구 투여와 거의 동등한 기관지샘 분비항진작용을 보였다.

3) 기도점막 섬모상피운동 항진

비둘기 0.6mg/kg(티페피딘으로) 근육내 투여로 기도 섬모운동은 30분 뒤에 1.5배 항진되었다.

(의약품 인터뷰 서식에서)

C 기관지확장제

기관지확장제는 내복약도 있지만, 여기서는 빈번하게 이용되는 패치, 즉 '툴로부테롤(Tulobuterol): 호쿠날린(Hokunalin®) 패치'에 대해 기재하겠습니다.

외래에서 진찰받는 아이를 청진하려고 하면, 가슴에 호쿠날린® 패치를 붙이고 있는 케이스를 볼 때가 있습니다(그림3-12). 보건센터에서의 유아 검진이나 학교 검진에서도 몇 명인가는 이 패치를 붙이고 있습니다. 이따금 보이는 것만으로도 많은 아이들이 붙이고 있는 셈이니, 이 패치를 쓰는 아이들 수는 엄청날 것으로 추측됩니다. 그런데 보호자의 말을 들으면, 단순히 "기침이 나서 붙이고 있다"는 사람이 대부분입니다. 정말로 이 약을 이해하고 쓰는 것인지는 상당히 의문스럽습니다. 호쿠날린® 패치라는 약은 Procaterol(Meptin®)이나 Terbutaline(Bricanyl®), Tulobuterol(Berachin®), Clenbuterol(Spiropent®) 같은 약과 같은 부류이며, 기관지와 심장에 있는 교감신경의 β수용체를 자극하여 기관지평활근을 이완시키거나 맥박을 빠르게 하는 효과가 있습니다(정확히 기관지수용체에 강하게 반응하며, 심장에는 잘 작용하지 않도록 되어 있습니다). 호쿠날린® 패치

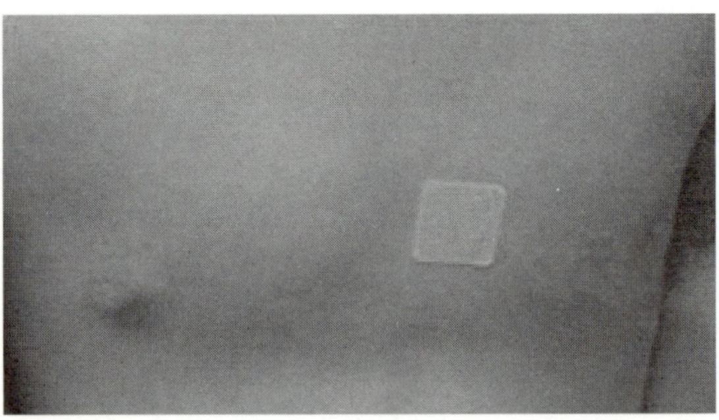

그림 3-12 '툴로부테롤(Tulobuterol): 호쿠날린(Hokunalin®)' 패치

에는 이 약이 도포되어 있고, 붙이면 피부에서 약이 서서히 흡수되며 6~8시간 뒤에 혈중 농도가 올라가고 24시간 이상 효과가 지속됩니다. 저녁에 붙여도 아침까지 효과가 지속되기 때문에, 이른 아침에 생기는 천식발작을 예방하기 위해 개발되었습니다. 또한 호쿠날린® 패치는 천식발작의 예방에는 효과가 있지만, 이미 생긴 발작을 그치게 하지는 못합니다. 효과가 날 때까지 너무 시간이 걸리기 때문입니다.

후생노동성이 인정하는 호쿠날린® 패치의 적정 병명 중에 소아와 관계되는 것은 기관지천식과 급성 기관지염입니다. 앞서 말한 것처럼, 이 중에 호쿠날린® 패치가 기관지천식의 발작 예방에 효과가 있는 것은 틀림없습니다. 그러나 대부분의 경우에는 급성 기관지염의 진단에서 사용되고 있습니다. 그러면 급성 기관지염이란 어떤 질환일까요? 사실 기관지염의 진단 기준은 아주 애매합니다.

《소아호흡기감염 진단가이드라인 2011》에서는 급성 기관지염의 임상증상으로 "상기도염에 연이어 발열, 마른기침으로 시작되며 차츰 젖은기침이 된다. 가래를 삼키는 영유아에서는 토사물에 화농성 가래가 섞여 있다"고 적혀 있습니다. 이것을 읽으면 감기에 연이어 생기는 습윤한 기침은 그것만으로 급성 기관지염으로 진단해도 된다는 뜻이 됩니다. 그렇다면 소아 상기도감염의 대부분에 기관지염이 병발된다는 것이며, 그 결과 호쿠날린® 패치가 많이 처방되는 것이라 생각됩니다.

제약회사가 후생노동성에 약 승인을 요청할 때는 반드시 임상시험을 합니다. 그런데 여기에 큰 문제가 있습니다. 호쿠날린® 패치의 국가승인을 얻기 위한 치험이 이루어진 것은 1990년대입니다. 제조회사가 그 효과의 근거로 삼고 있는 1995년에 발표된 논문[11]에서 요약을 발췌하겠습니다.

제목: 소아의 급성 기관지염에 대한 경피흡수형 β_2 자극제, Tulobuterol 패치(HN-078)의 임상 평가

기침을 주소로 하며, 천명 또는 청진 수포음이 있는 급성 기관지염 환아에게 신규 개발된 β_2 자극제, Tulobuterol이 함유된 경피흡수형 제제(HN-078)를 3일~1주 투여하여 유효성과 안전성을 검토했다.

HN-078은 기침과 객담, 천명, 야간수면, 청진 수포음의 각 임상증상에서 모두 개선율(중등도 이상 개선) 70% 이상의 뛰어난 효과가 확인되었다. 최종 전반 개선도는 55례 중 현저한 개선 19례, 중등도 개선 25례, 가벼운 개선 7례, 불변 3례, 악화 1례로, 개선율은 80%였다.

논문 중에 [그림3-13]이 게재되어 있으며, 결론적으로 호쿠날린® 패치는 급성 기관지염에 매우 유용하다고 합니다. [그림3-13]에서는 누가 보더라도 잘 듣는 것처럼 느껴집니다. 그런데 이 임상평가에는 매우 큰 문제가 있습니다. 아시겠습니까?

놀랍게도 이 연구에는 대조 연구가 없습니다. 결국 패치를 붙인 사람만을 조사한 셈입니다. 약의 효과는 엄밀하게 말하면 약을 사용한 그룹, 사용하지 않은 그룹으로 나누어서 비교해야 합니다. 그 비교가 없는 연구는 단순한 경과보고뿐입니다. 애초에 소아 기침은 3일이면 거의 완화됩니다. [그림3-13]은 패치를 붙인 효과일까요? 그렇지 않으면 자연경과일까요? 가장 중요한 점이 밝혀져 있지 않습니다. 이런 데이터를 믿고 일본에 있는 의사들이 이 패치를 처방하는 겁니다.

같은 논문 안에 환아 또는 보호자의 느낌도 기재되어 있습니다. 그것을 보면, 상당히 좋아졌다 27.3%, 좋아졌다 49.1%, 조금 좋아졌다 14.5%이며, 뜻밖에도 90% 이상의 사람이 효과가 있었다고 판단합니다. 환자는 패

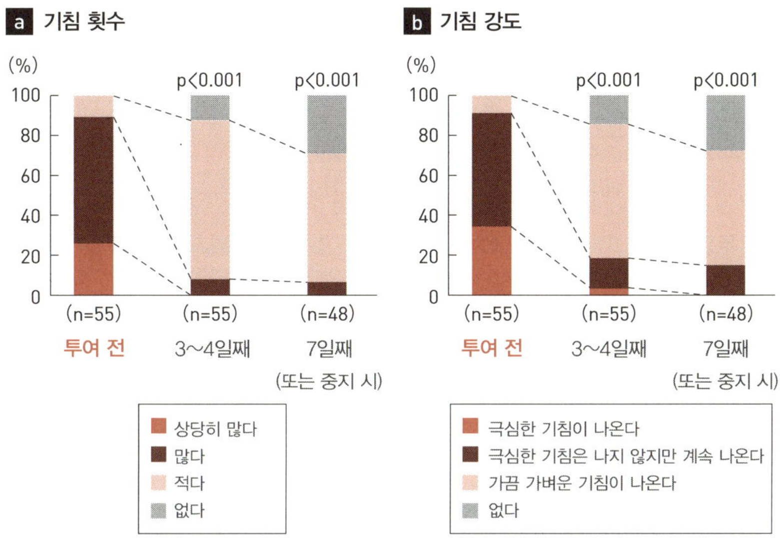

그림 3-13 급성 기관지염 환아에 대한 Tulobuterol(Hokunalin® 패치)의 효과 (문헌11에서)

치를 붙인 경우에 붙이지 않은 경우와 비교할 수 없습니다. 모두가 패치를 붙이고 있기 때문에 낫는 것을 볼 뿐입니다. 그래서 자연경과로 치유하는 것 역시 약의 효과라고 착각하고 맙니다. 이는 매우 위험합니다.

애초에 기관지확장제는 어째서 기침에 효과가 있게 된 것일까요? 이 논문에서 기관지확장제가 기침반사를 억제한다는 근거로 삼은 논문[12]은 1964년에 쓴 것입니다.

이 논문을 읽으면, 동물실험에서 기침반사가 생길 때 그것에 앞서 기관지 수축이 생긴다고 되어 있으며, 기관지 수축을 억제하여 기침이 경감되는 건 아닐까 하는 가설이 세워져 있습니다. 그러나 이는 1960년대의 이론이며, 앞서 말했던 논문이 쓰인 1995년의 시점에서 이미 30년 이상 경과한 셈입니다. 30년 전의 이론은 통용되는 것일까요? 일반 과학에서는 있을 수 없는 이야기입니다. 얼마나 임상이 경시되고 있는지 30년 이상 지난 논문의 인용으로도 알 수 있습니다.

오래 끄는 감기 증상은 대부분 부비동염이 합병됩니다. 지금까지 소아과 의사는 부비동염을 의식하지 않았지만, 이미 말한 것처럼 기관지염으로 생각하던 질환은 대부분 부비동염입니다. 기침은 후두에 들어온 이물을 인두로 되돌리기 위해 생기는 것이며, 그러기 위해서는 후두를 닫은 뒤 기관지 수축을 일으켜 기도 내압을 높일 필요가 있습니다. 기관지확장제를 사용하면 수축이 방해를 받고, 기침 본래의 기능인 이물제거를 잘할 수 없게 됩니다.

실제로 기관지확장제를 투여하면, 유의하지 않지만 플라세보에 비해 기침의 임상 점수가 악화된다는 데이터도 있습니다.[13]

그럼에도 소아과 의사는 기침에 기관지확장제를 처방하는 경향이 있는데, 이는 "천식을 간과한 게 아닐까?" 하는 공포감이 있기 때문입니다. 특히 영유아의 부비동염에서는 청진으로 잡음을 청취하는 일이 잦기 때문에, 불안한 진찰자가 "만약을 위해" 기관지확장제를 처방하는 것 같습니다. 기침은 자연경과에서도 며칠이면 개선됩니다. 따라서 "만약을 위한" 처방이 처방 의사와 보호자의 "효과가 있었다"는 진술로 이어지게 됩니다.

또한 기관지 이하의 하기도성 천명에 기관지확장제가 효과 있다고 생각하는 사람도 있습니다. 이 역시 진실이 아닙니다. 영유아의 하기도성 천명의 원인은 세기관지염이나 천식기관지염 같은 바이러스성 기관지염이 대부분입니다. 이에 대한 기관지확장제에 대해서는 상세하게 검토되어 있지만 명확한 효과는 없습니다.

한편 마른기침이 8주 이상 지속되는 경우에는 앞으로 기관지천식의 발생 위험이 높다고 알려져 있습니다.[14] 그러나 일차진료 외래에서 그러한 만성 기침을 마주칠 일은 적으며, 대부분의 기침은 2주 미만인 급성입니다. 이런 급성 기침에 기관지확장제를 사용하는 의미가 있을까요?

게다가 호쿠날린® 패치는 그냥 감기약이 아닙니다. 장시간 기관지에 작용하고 심장에도 영향을 줍니다. 장시간 작용형인 기관지확장제는 천식의 중증 발작이나 천식 사망을 늘린다고 하며, 일본의 《소아기관지천식 가이드라인》에서도 사용할 경우에는 중등도 이상의 비교적 중증인 천식 아이에게 국한하고, 스테로이드 흡입과 꼭 병용하게 되어 있습니다. 기관지확장제가 신중하게 투여해야 할 약이라는 것은 틀림없습니다.

이처럼 호쿠날린® 패치의 과잉사용 현황은 일본의 소아 의료를 둘러싼 다양한 문제점을 부각시킵니다. 바쁜 외래 때문에 자세한 설명도 없이 약을 처방하는 것, 충분하지 않은 임상 데이터로 약이 승인되는 문제(그 후 재검토도 이루어지지 않았습니다), 불안감으로 약을 찾는 부모와 이에 맞춰 처방할 수밖에 없는 소아과 의사가 만들어낸 약 의존증의 악순환, 충분히 검토되지 않은 부작용 문제 등입니다.

호쿠날린® 패치의 사용법은 분명 크게 잘못되어 있습니다. 사고로 이어질 가능성도 있으리라 생각됩니다. 소아과 의사가 앞장서서 과잉사용 현황을 어떻게든 해결해야 하지 않을까요?

감기 치료란

의료제도의 폐해

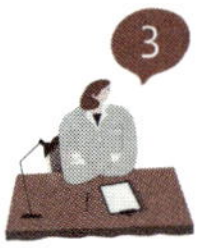

서양에는 "가정의"라는 제도가 있으며, 건강에 문제가 있으면 계약되어 있는 가까운 가정의에게 진찰받습니다. 그리고 그 가정의가 정밀검사가 필요하다고 판단한 경우에만 병원에 소개를 합니다.

이에 비해 일본 의료제도의 특징은 전국민의료보험과 자유접근에 있습니다. 원칙적으로 모든 국민은 어떤 공적 의료보험에 가입되어 있으며, 본인부담액이 매우 낮습니다. 소아에서는 영유아 의료비조성제도 때문에 무료인 지역도 많을 겁니다. 그리고 자유접근은 "환자가 자유롭게 의료기관을 선택해서 진찰받을 수 있는 것"입니다. 이런 의료제도의 최대 장점은 "누구나 필요하다고 생각할 때 의료를 받을 수 있다"는 안도감과 평등성에 있습니다. 또한 일본은 다른 나라에 비해 의료기관의 설립도 비교적 자유롭습니다. 그 결과 의료기관끼리 경쟁을 하여 환자 서비스가 향상되었다고 생각합니다.

예를 들어 어떤 아이가 감기에 걸렸습니다. 가까운 진료소에서 진찰을 받고 투약도 받게 되었지요. 그러나 감기 증상은 오래 끌 때도 있습니다. 증상이 계속되면 인근 다른 진료소에 가서 증상에 맞지 않는 잘못된 처방약을 받을 때도 있을 겁니다. 그래도 낫지 않아서 병원에 가는 일도 있지요. 심지어 아침에 발열이 있어서 진찰을 받았는데 해열되지 않아서, 저녁에 다른 의료기관에서 진찰을 받는 일도 있을 수 있습니다. 그리고 진찰한 여러 의료기관에서 각각 투약을 받게 됩니다. 이와 같은 자유접근의 부작용으로 감기의 과잉진료 문제가 생깁니다.

실제로 일본의 연간 1인당 진찰 횟수는 다른 선진국에 비해 훨씬 많아지고 있습니다(그림3-14).[15] 그렇지만 일차진료 교육시스템이 갖춰져 있지 않기 때문에 치료방침은 각 의료기관마다 제각각이며, 안타깝게도 서비스 전쟁처럼 항생제 등 여러 가지 투약이 이루어지고 있습니다. 지금까지 말한 것처럼 이 정도로 많은 투약이 이루어지고 있습니다. 높은 항생제 처방률에 의한 폐렴구균, 인플루엔자균의 높은 내성화율 역시 일본 의료제도의 부작용이라 할 수 있습니다.

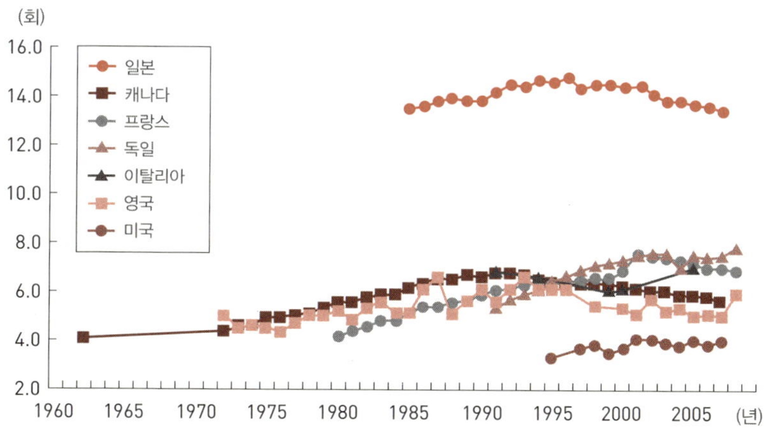

(문헌15에서)

그림 3-14 **인구 1인당 진찰 횟수(선진국)**

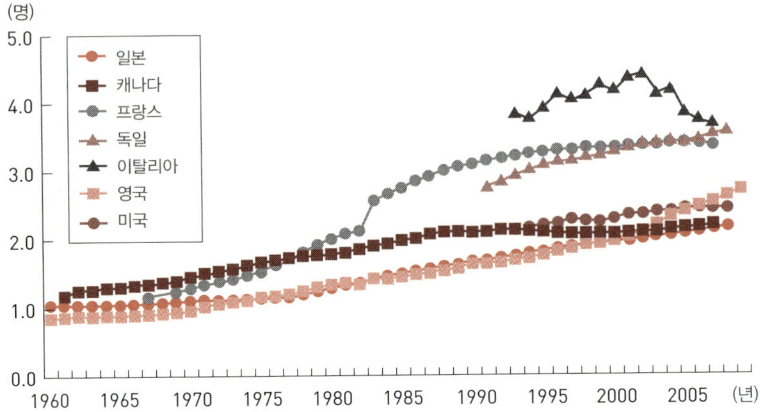

(문헌15에서)

그림 3-15 인구 1,000명 당 의사 수(선진국)

한편 일본의 1인당 총진료비는 2,729달러로 미국 7,285달러, 독일 3,619달러, 영국 2,990달러에 비해 낮습니다.[15] 그리고 외래 진찰 수가 월등하게 많기 때문에, 1인당 의료비는 선진국에서 가장 낮은 수준이 됩니다. 또한 [그림3-15]에 나온 대로, 인구당 의사 수 역시 적은[15] 것은 일본의 의료기관에서 상당히 많은 환자를 진찰할 수밖에 없는 상황이 되어 있습니다.

의료기관의 운영은 보험으로 지불받는 진료보수에 의존합니다. 보험에서는 "한 번 진찰당 얼마"로 보수가 지불되기 때문에, 되도록 많은 환자가 내원해야 인센티브가 적용됩니다. 결과적으로 현재의 소아 일차진료의 비즈니스 모델은 경증 환자를 반복해서 내원하게 만드는 것에 있습니다.

이처럼 보호자로서는 진찰 장벽이 낮은 탓에 진찰 횟수가 많아지고, 의료기관 쪽도 빈번한 내원을 바라는 배경이 있습니다. 아이에게 가장 흔히 보이는 문제는 감기입니다. 때문에 보호자는 아이의 감기 증상을 "고쳐 달라"는 것을 목적으로 빈번하게 내원하는 한편, 의사는 "몇 번이나 내원하게 만드는" 것을 목적으로 보호자의 만족감을 높이도록 하며 증상이 그치도록 노력합니다. 결과적으로 충분한 설명 없이 "발열에는 항생제" "기침에는 진해제" "콧물에는 콧물을 그치게 하는 약" 같은 의료가 보편화되어 있습니다. 그렇지만 감기에 대한 투약은 모두 큰 효과가 없고 장점보다 단점이 큰데요, 이미 말한 대로입니다. 의사는 투약해서 고친 셈이 되고, 보호자는 투약을 받고 치료받은 셈이 되어 양쪽 모두 만족하지만, 장기적으로 보면 어떻게 될까요?

3-2-B(103쪽)에서 설명했지만, 증상을 그치게 하려는 것은 아이에게 유해할 뿐만 아니라 보호자의 스트레스를 늘리게 됩니다. 또한 투약 치료를 하기 위해서는 보험진료의 병명을 붙여야 하기 때문에, 중이염이나 기관지염, 천식 같은 질환이 과잉으로 진단됩니다. 그리고 4-4-D(159쪽)에서 자세히 설명하겠지만, 전문의가 만든 가이드라인도 과잉진료를 조장합니다.

50년 전처럼 중증 감염이 많고 국민소득이 낮아서 의료기관에서 진찰받는 것을 주저하던 사람이 많았던 무렵에는, 현재와 같은 의료제도가 소아 사망률을 내리는 데 기여했을 겁니다. 그러나 지금처럼 사망률이 매우 낮아진 상황에서는 위험을 더 저하시키려는 의식이 다른 위험을 만들어낼 가능성이 높습니다.

감기 치료란

악순환

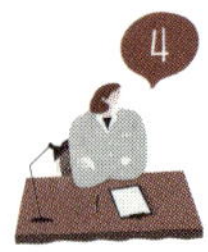

지금까지 설명한 대로 감기에 걸렸을 때 약을 먹이는 것은 오히려 유해합니다. 그러나 소아과 의사는 보호자로부터 "아이에게 열이 나니까 항생제를 주세요"라든가 "진해제를 주세요"라는 말을 늘 듣습니다. 그런 상황에서 처방에 거부적인 태도를 보이면 보호자가 불만스러워 하거나 실제로 화를 내는 사람도 있는 것 같습니다. 어떻게 해결하면 좋을까요?

그런 보호자의 태도는 일반적인 일차진료 의사의 감기 교육이 실제로 반영된 것입니다. 2006년에 오사카소아과학회 지역의료위원회가 상기도염에 대한 항생제 투여 실태조사를 했는데, 그 결과 발열 시에는 항생제를 투여하는 방침인 의사에게 가는 환자일수록 "항생제가 필요하다"고 생각하며, 의사의 처방 태도와 환자의 처방 희망에는 강한 상관성이 있음이 밝혀졌습니다.[16]

이것을 어떻게 생각하면 좋을지 [그림3-16]에 올렸습니다. 대부분의 아이 발열은 바이러스 감염인데, 발열은 보호자를 가장 불안하게 하는 증상입니다. 그래서 의료기관에서 진찰을 받고 항생제 투여를 받은 뒤에 치유되었다고 생각합니다. 항생제를 복용하든 복용하지 않든 분명 낫지만, 불안한 엄마는 위험에 과민해져 있고 항생제 복용이라는 특별한 이벤트가 아이를 치료했다고 믿어버립니다. 이는 관련성의 착오라는 인지오류입니다. 그 결과 보호자는 항생제에 과잉기대를 갖게 됩니다.

영유아는 몇 번이나 열이 나지만, 항생제를 복용시켜 열이 내려간다는 경험을 반복하며 스스로의 믿음이 점점 견고해집니다. 이는 확증편견이라는 인지오류에 의한 것입니다. 확증편견은 자신이 맞다고 생각하는 것을 확인하기 위한 정보를 찾는 한편, 반증이 되는 증거를 보지 않으려는 것입니다. 이 때문에 최초 판단을 보강하는 정보만으로 조정이 이루어지고, 본인의 판단은 "틀림없다"고 믿고 맙니다. 항생제는 약국에서 구입할 수 없습니다. 의료기관에서 처방받아야 하기 때문에, 인지오류가 생긴 보호자는 발열이 있을 때마다 의료기관에서 진찰을 받고 항생제를 처방받는 행동으로 이어집니다.

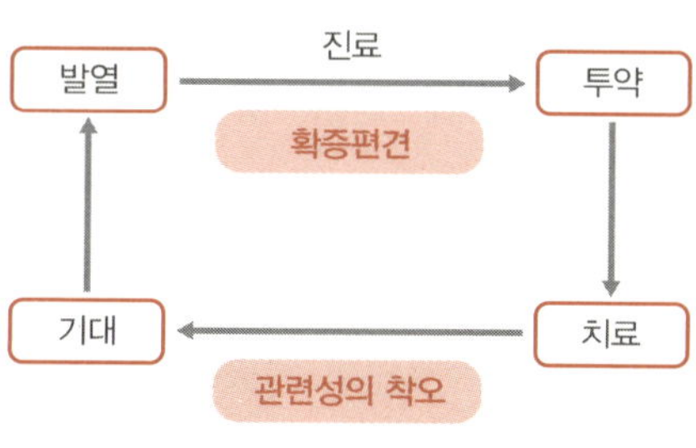

그림 3-16 항생제 의존의 악순환 현상

이런 인지오류는 보호자뿐 아니라, 처방하는 의사에서도 볼 수 있어서 서로 주고받으며 보강됩니다. 그러면 의사와 보호자 모두 "감기에 항생제는 불필요하다"는 올바른 정보를 보지 않게 됩니다. 결과적으로 [그림 3-16] 같은 약물의존 상태를 초래할 때가 있습니다.

"감기는 아무런 약을 복용하지 않아도 자연히 낫는다"고 이야기를 하면 상당히 놀라는 보호자가 있습니다. 아이들도 아는 상식이지만, 인지오류에 의한 확신이 그런 정보를 덮어서 숨겨버립니다.

어느 정도의 확신은 일상생활의 모습입니다. "마음에 드는 화장품을 쓰면 피부가 확실히 깨끗해진다!"는 정도의 확신이라면 괜찮겠지만, 약인 경우에는 부작용이나 의료비, 무엇보다 보호자의 부담이 증가합니다. 가령 "발열이 있을 때 으레 항생제를 먹이지 않으면 안 낫는다"고 하는 확신이 생기면 어떨까요? 영유아는 빈번하게 발열이 생깁니다. 그때마다 항생제를 찾고 야간에도 병원에 오는 사람이 드물지 않습니다. 인지오류의 결과, 발열 위험을 과잉으로 느끼는 것입니다. 의사 처방이 "위험인지의 왜곡"을 유발하고 진찰 행동까지 영향을 줍니다. 항생제뿐 아니라 진해제 같은 약에 대해서도 마찬가지라고 할 수 있습니다. 감기의 과잉치료가 이런 보호자를 양산하고 있습니다.

아이는 열이 있지만 건강한데도 "위험인지의 왜곡"이 생긴 엄마의 표정은 어두우며, 자신이 없고 주뼛주뼛하는 것처럼 보이기도 합니다. 다양한 것에 너무 위험을 느끼면 불안해지고 일상생활의 스트레스가 늘어납니다. 이는 아이의 성장과 발육에 영향을 줄 겁니다.

이런 상황을 바꿀 수 있는 것은 소아 진료에 종사하는 의사뿐입니다. 우선 본인의 진료 내용을 재검토해 보지 않으시겠습니까?

[참고문헌]

1 西村龍夫: 小児プライマリーケアにおける抗菌薬の適正使用について: プライマリーケアの治療を考え直そう. 日本小児科学会雑誌, 114(9): 1357~1366, 2010.

2 西村龍夫, 田辺卓也, 黒瀬裕史 他: 小児科外来を受診した軽症気道感染症の経過に影響する因子について. 外来小児科, 17(2): 137-144, 2014.

3 秋田博伸: 各種抗生剤投与による腸内細菌叢の変動(小児科領域にみられる影響について). 感染症学雑誌 56(12): 1216-1224, 1982

4 Marra F, Marra CA, Richardson K, et al: Antibiotic use in children is associated with increased risk of asthma. Pediatrics. 123(3): 1003-1010, 2009.

5 Foliaki S, Pearce N, Björkstén B, et al. Antibiotic use in infancy and symptoms of asthma, rhinoconjunctivitis, and eczema in children 6 and 7 years old: International Study of Asthma and Allergies in Childhood Phase III. J Allergy Clin Immunol, 124(5): 982-989, 2009.

6 Otsuka T, Chang B, Shirai T: Individual risk factors associated with nasopharyngeal colonization with Streptococcus pneumoniae and Haemophilus influenzae: a Japanese birth cohort study. Pediatr Infect Dis J, 32(7): 709-714, 2013.

7 Clemens CJ, Taylor JA, Almquist JR, et al: Is an antihistamine-decongestant combination effective in temporarily relieving symptoms of the common cold in preschool children? J Pediatr, 130(3): 463-466, 1997.

8 Chonmaitree T, Saeed K, Uchida T, et al: A randomized, placebo-controlled trial of the effect of antihistamine or corticosteroid treatment in acute otitis media. J Pediatr, 143(3): 377-385, 2003.

9 Paul IM, Beiler J, McMonagle A, et al: Effect of honey, dextromethorphan, and no treatment on nocturnal cough and sleep quality for coughing children and their parents. Arch Pediatr Adolesc Med, 161(12): 1140-1146, 2007.

10 Dales RE, White J, Bhumgara C, et al: Parental reporting of childrens' coughing is biased. Eur J Epidemiol, 13(5): 541-545, 1997.

11 崎山幸雄, 岡野素彦, 我妻義則, 他: 小児の急性気管支炎に対する経皮吸収型β2刺激薬, ツロブテロール貼付剤(HN-078)の臨床評価. 小児科臨床, 48(6): 1351-1362, 1995.

12 Salem H, Aviado DM: ANTITUSSIVE DRUGS, WITH SPECIAL REFERENCE TO A NEW THEORY FOR THE INITATION OF THE COUGH REFLEX AND THE INFLUENCE OR BRONCHODILATORS. Am J Med Sci, 247: 585-600. 1964.

13 Smucny J, Becker L, Glazier R: Beta2-agonists for acute bronchitis. Cochrane Database Syst Rev, (4): CD001726, 2006.

14 Nishimura H, Mochizuki H, Tokuyama K, et al: Relationship between bronchial hyperresponsiveness and development of asthma in children with chronic cough. Pediatr Pulmonol. 31(6): 412-418, 2001.

15 前田由美子, 法坂千代: 医療関連データの国際比較2010–OECD Health Data 2010より–. 日医総研ワーキングペーパー, 223, 2010.
http://www.jmari.med.or.jp/research/research/wr_438.html

16 大阪小児科学会地域医療委員会: 上気道に対する抗菌薬投与実態調査. 大阪小児科学会誌, 23: 6, 2006.

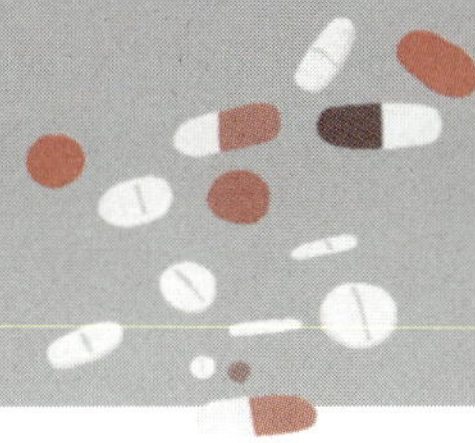

4

감기와 위험관리

—

1. 치료보다 진단
2. 감기의 위험관리
3. 놓치지 않았으면 하는 질환
4. 명의가 아이들을 괴롭힌다

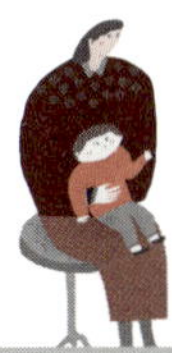

감기와 위험관리

치료보다 진단

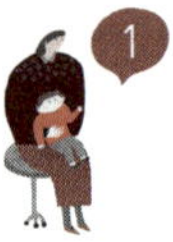

A 투약에서 검사로

제가 의사가 되어 혼자서 외래진료를 하기 시작한 것은 약 25년 전의 일입니다. 처음에는 작은 시민병원의 외래에서 진료를 했는데, 인플루엔자 시즌에는 오전 외래만 100명 이상의 아이가 쇄도했습니다. 모두 고열로 내원했는데, 너무 혼잡해서 목구멍을 보고 청진을 하며 항생제를 바로 처방하는 것이 당연한 의료였습니다. 그러나 지금 생각해 보면 정말로 어이없는 이야기입니다. 내원하는 아이들은 대부분 인플루엔자였던 것 같습니다. 그러나 인플루엔자를 진찰만으로 진단하기란 불가능합니다. 세균 감염이라면 곤란하니까 아무튼 항생제를 복용시켜 두겠다는 발상이었습니다. 고열로 힘들어하는 아이가 모처럼 병원에 와서 장시간 기다린 뒤, 아무런 효과도 없는 약을 받고 오히려 설사 같은 부작용이 납니다. 그곳에서는 치료를 요청하는 보호자의 희망과, 모처럼 병원에 왔으니까 뭔가 "치료 행위"를 해두겠다는 의사의 생각이 빈틈없이 맞물린 것 같습니다.

마침내 1999년 무렵부터 인플루엔자를 진단할 수 있는 키트가 발매되고, 외래 진단에서도 쓸 수 있게 되었습니다. 거의 같은 시기에 일반 진료소에서도 쓸 수 있는 혈액검사기계가 보급되기 시작했습니다. 이 검사기기의 출현으로 일차진료 소아과 의사의 의식에 변화가 생겼습니다. 이전에는 인플루엔자인 것 같다고 생각해도 다른 발열과의 차이를 알 수 없었지만, 진단할 수 있는 객관적인 지표가 생긴 것입니다. 현재는 더 많은 바이러스나 용혈연쇄구균, 미코플라스마 등에 의한 감염질환도 검사로 진단할 수 있게 되었습니다(표4-1). 감염을 가시화할 수 있게 된 셈입니다.

이런 소아 일차진료에서 필요한 것은 치료보다 진단입니다. 이처럼 의사의 생각을 바꿔 나갈 필요가 있습니다. 증상을 보고 이에 대응하여 투약을 하는 것이라면 의사 따위는 불필요합니다. 약국에서 대증요법인 약을 팔면 될 겁니다. 그런 상황에 임상의 깊이 따위는 없고 아이에게도 이득이 없습니다.

오늘날에는 상당히 많은 종류의 약을 감기에 쓸 수 있게 되어 있습니다.

표 4-1 | 주요 신속진단 키트

신속진단 키트	보험 적용
인플루엔자바이러스	있음
RS바이러스	1세 미만에서만
아데노바이러스	있음
메타뉴모바이러스	폐렴인 소아에게만
미코플라스마	있음
용혈연쇄구균	있음
로타바이러스	있음
노로바이러스	3세 미만에서만

많은 항생제나 대증요법약에 보험진료가 인정되고 있으며, 어떤 의료기관에서나 자유롭게 처방할 수 있습니다. 영유아 의료비조성제도가 있는 지역에서는 약값이 사실상 무료입니다. 그러나 이런 약은 과학적인 뒷받침이 없고 투여해도 장점이 없는 경우가 많습니다. 그런 약을 보험으로 처방할 수 있다는 것은 잘못된 것 같습니다. 한편, 검사는 보험으로 인정되는 것이 일부뿐입니다.

column

약의 적응증

항생제는 "○○ 질환에 듣는다"라고 하여 여러 적응증에 승인을 받고 있다. 소아과에서 일반적으로 쓰이는 항생제인 세프카펜(Cefcapene. Flomox®) 소아용 세립의 첨부문서에 있는 임상성적을 **[표1]**에 올렸다. "유효율은 95.6%"라고 매우 높은 숫자가 적혀 있다. 그러나 이 시험에는 대조시험이 없고 단순한 임상경과를 본 것에 지나지 않으며, 그 질환에 효과가 있다는 근거가 되지 않는다. 가령 호흡기 감염질환이라 하더라도 대부분은 바이러스 감염이며, 세프카펜을 투여해서 개선되었다 하더라도 그 효과가 아니라 단지 자연히 나았을 뿐이다.

이런 임상성적만으로 "효과가 있다"고 판단하여 다양한 질환이 적응증이라고 하는 것은 명백한 잘못이다. 항생제뿐 아니라 대부분의 약에서 동일한 것을 근거로 적응증이 취득되고 있다. 의미 없는 약을 투여받고 피해를 입는 것은 아이들이다. "약의 효과"에 관해 전체적으로 재조사해야 한다.

[표1] **세프카펜(Cefcapene. Flomox®) 소아용 세립의 임상성적**

질 환	유효 증례수/유효성 평가대상 증례수	유효율(%)
피부과 영역 감염	29/33	87.9
호흡기 감염	152/157	96.8
요로 감염	19/21	90.5
이비인후과 영역 감염	9/9	–
성홍열	31/31	100

승인 시 일반 임상시험에서 유효성 평가대상 증례는 251례이며, 유효율은 95.6%(240례)였다. (첨부문서에서)

의료행위는 개인과 사회에 장점이 있는 것이 시행되어야 합니다. 현대 일차진료에서 필요한 것은 치료보다 진단입니다. 과학적 근거가 없는 약의 보험적용은 제외하고, 반대로 다양한 검사를 위한 도구의 보험적용을 확대하도록 바꿔 나가야 합니다. 그러기 위해서는 의사마다 검사의 한계를 잘 파악해 둘 필요가 있습니다.

B 검사 결과의 판단

민감도와 특이도

검사에서 질환을 판단하는 경우에 피해갈 수 없는 것이 민감도와 특이도를 이해하는 것입니다. 민감도는 어떤 질환에 걸린 상태에서 검사가 양성이 될 확률이고, 특이도는 어떤 질환이 없는 경우에 검사가 음성이 될 확률입니다(표4-2).

표 4-2 | 민감도와 특이도

	질환(+)	질환(−)
검사(+)	a	b
검사(−)	c	d

민감도＝a/(a+c)
특이도＝d/(b+d)

어떤 검사든 민감도와 특이도는 100%가 될 수는 없습니다. 결국 검사를 해도 일정 확률로 간과하거나(질환이 있는데도 검사가 음성이 됨), 과잉진단(질환이 없는데도 검사가 양성이 됨)이 생길 수 있음을 알아두어야 하겠습니다. 또한 검사에서 양성으로 나온 사람 중 실제로 병에 이환된 사람의 비율을 양성예측치(positive predictive value: PPV), 음성으로 나온 사람 중 실제로 이환되지 않은 사람의 비율을 음성예측치(negative predictive value:

NPV)라고 합니다. [표4-2]에서 PPV는 a/(a+b), NPV는 d/(c+d)라는 식으로 계산할 수 있습니다. 임상현장에서는 민감도와 특이도보다 오히려 PPV와 NPV를 의식하면서 검사를 할 필요가 있습니다. 가령 인플루엔자 진단키트의 민감도가 90%이고, 특이도는 95%라고 하겠습니다. 비유행기에 인플루엔자의 유병률이 1%일 때와 유행기에 유병율이 30%일 때, 10,000명에게 같은 검사를 하면 각각 [표4-3]의 ⓐ, ⓑ와 같이 됩니다. 여기서 계산을 하면 다음과 같습니다.

- 비유행기: PPV=15.4%, NPV=99.9%
- 유행기: PPV=88.5%, NPV=95.7%

민감도가 90%, 특이도가 95%라는 것은 상당히 뛰어난 검사이지만, 그대로 비유행기에 이따금 양성인 결과가 되었다 하더라도, 그 환자의 대부분(84.6%)은 인플루엔자가 아니라는 게 됩니다.

표 4-3 | 인플루엔자 진단키트(민감도 90%, 특이도 95%)를 10,000명에게 시행한 경우

ⓐ 유병율 1%일 때

	질환(+)	질환(–)
검사(+)	90	495
검사(–)	10	9,405

ⓑ 유병율 30%일 때

	질환(+)	질환(–)
검사(+)	2,700	350
검사(–)	300	6,650

베이즈 정리(Bayes' theorem)

바이러스를 신속하게 진단할 수 있는 기술의 등장은 진료 상황을 급격하게 변화시켰습니다. 그러나 감기로 내원한 아이에게 닥치는 대로 신속검사를 해야 할까요? 앞서 말한 대로, 신속검사는 어떤 것이나 100%의 확률로 병원미생물을 맞출 수는 없습니다. 신속검사가 양성이 되었다 하더라도, 질환이 정말 있다고는 할 수 없음에 주의해야 합니다.

여기서 문제가 되는 것은 사전확률이라는 개념입니다. 임상의사는 문진이나 신체 소견 등으로 반드시 사전확률을 추정합니다. 가령 발열과 기침 증상으로 진찰받는 아이에서 주위의 유행 상황과 신체 소견으로 80% 정도는 인플루엔자인 것 같다고 판단합니다. 여기서 민감도 90%, 특이도 95%인 검사를 했다고 하겠습니다. 검사가 양성인 경우의 사전확률은 98.6%가 되며, 음성인 경우는 29.6%가 됩니다. 결국 양성이었을 때는 인플루엔자라는 것이 상당히 확실해 보이지만, 음성으로 나왔다 하더라도 상당히 의심스러워집니다.

다음으로 전혀 유행이 없는 시기부터 열이 나는 아이에게 루틴하게 신속검사를 시행한다고 가정해 보겠습니다. 병력과 진찰에서의 사전확률이 1%로 추정될 때, 검사가 양성인 경우의 사전확률은 15.4%, 음성인 경우에는 0.1%가 됩니다. 이따금 양성이 되었다 하더라도 대부분 인플루엔자가 아니게 되며, 검사 결과는 오히려 혼란을 초래하게 될 겁니다.

이처럼 검사 결과를 어떻게 판단할지는 사전확률에 크게 좌우됩니다. 사전확률을 결정하는 것은 각 의사의 임상적 판단밖에 없습니다. 만약을 위해 닥치는 대로 검사해도 진료의 퀄리티는 결코 올라가지 않습니다. 다양한 검사는 단순히 진단의 보조이며, 최종적으로는 의사의 판단이 가장 중요합니다.

감기의 위험관리

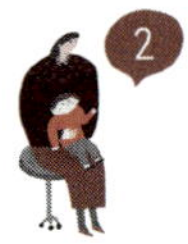

감기에는 다양한 위험이 있는데, 단기적인 위험과 장기적인 위험, 육아 위험으로 나누어 생각하면 이해하기 쉬울 듯합니다. 대표적인 단기적 위험은 급성 중이염, 급성 부비동염, 잠재세균혈증, 바이러스에 의한 하기도 감염질환(천식기관지염, 세기관지염), 이차성 폐렴, 열성경련, 위중한 경우로 뇌질환이나 심근염 등이 있습니다. 장기적인 것에는 바이러스 감염이 반복되는 아이에게 기관지천식의 발생 위험이 높다고 할 때가 있습니다. 또한 삼출중이염으로 청력이 저하될 가능성도 있는 것 같습니다.

육아 위험으로는 보호자의 육체적 · 심리적 스트레스의 증대, 가정 안에서나 집단에서의 감염 확대, 어린이집을 쉬어야 하는 경우, 보호자의 생계를 방해하는 것도 넓은 의미의 위험이라 생각할 수 있습니다. 아이의 신체적인 문제뿐만 아니라 가정에서 양육의 부담 증대도 잊어서는 안 될 위험입니다.

소아 진료에서는 이런 모든 것을 염두에 둘 필요가 있습니다. 이어서 감기에 걸렸을 때 의식해야 할 위험에 대해 생각해 보겠습니다.

A 급성 중이염

급성 중이염은 감기에 합병되는 경우가 많기 때문에, 경과 중에는 중이염의 위험을 늘 고려할 필요가 있습니다. 급성 중이염은 갑자기 발생하며 강한 통증을 동반하기 때문에 QOL을 크게 낮추게 됩니다. 항생제가 투여되는 동안에는 세균성 중이염의 발생률이 약간 내려간다는 데이터가 있지만,[1] 중이염은 언제 발생하는지 예측하기 곤란하며, 대부분의 감기에 걸린 아이에게 장기간 항생제를 투여할 수는 없습니다. 급성 중이염은 예방보다 발생했을 때 적절하게 대처하는 것이 중요합니다.

일본에서는 급성 중이염이 생기면 항생제 치료를 하는 의료가 일상으로 되어 있습니다. 귀에 증세가 생긴 경우에 바로 항생제를 복용시켜야 한다고 지도받는 보호자도 많습니다. 그러나 급성기에 필요한 것은 "통증을 없애기" 위한 처치입니다. 귀의 통증을 호소할 때는 진통 좌약을 사용할 수 있도록 해둡시다. 또한 급성 중이염의 진단에서 가장 중요한 것으로 잘 잊어버리는 게 있습니다. 그것은 보호자에게 "급성 중이염은 위험한 것이 아니고, 심한 귀의 통증은 몇 시간이면 진정된다"는 지식을 익히도록 하는 것입니다. 중이염은 감기의 경과 중에 갑자기 발생하기 때문에 "위험한 것"이나 "반드시 치료해야 할 것"이라는 의식을 갖게 되면, 아이가 감기에 걸릴 때마다 보호자의 불안감이 증가합니다. 중이염의 진단에서도 중요한 것은 치료가 아니라 커뮤니케이션입니다.

일본에서는 급성 중이염의 위험이 과잉으로 인식되는 것에 주의해야 합니다. 급성 중이염은 항생제 치료가 일상이지만, 대부분의 중이염은 바이러스 감염에 의한 것으로 감기의 연장선상에 있습니다.

그중에서도 주의해야 할 것은 영유아입니다. 중이와 비강은 이관으로 이어져 있는데(그림4-1), 연령이 낮을수록 중이강과 비강이 가까우며 이관도 두껍기 때문에 부비동과 중이는 하나로 되어 있습니다. 그 때문에 낮은 연령에서는 중이에 저류액이 확인되는 일이 적지 않습니다. 특히 집단생활을 하는 영유아에서는 평소에도 저류액이 일반적으로 관찰됩니다. 게다가 바이러스 감염에 의한 급성 증상이 생기면 급성 중이염으로 보고 치료할 때가 많습니다. 이런 것이 "중이염은 치료해야 할 것이다"라는 의식을 보호자에게 옮기고, 이에 대한 위험인지를 과잉으로 하며 불안감의 증대를 유발합니다.

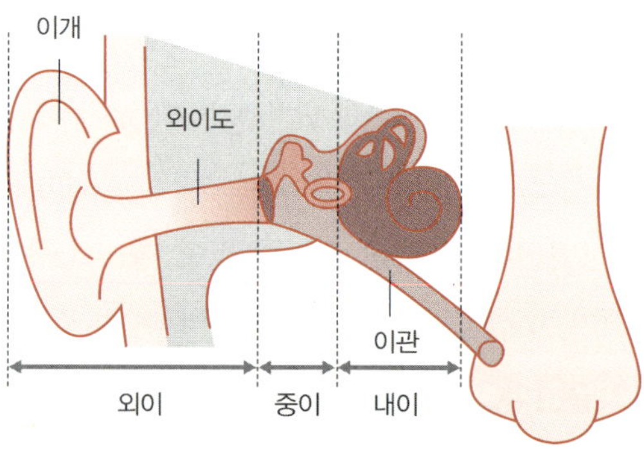

그림 4-1 귀의 구조

중이염은 대부분 적극적인 치료가 실제로 불필요하며, 치료하는 쪽이 더 나은 경우는 일부 세균성 중이염뿐입니다. 이를 구별하지 않고 대부분의 급성 중이염에 항생제를 투여하는 것이 작금의 상황입니다.

항생제를 막연하게 투여하는 것은 부비동에 병원성 세균의 보균을 늘리고, 바이러스 감염을 악화시키며, 더욱 중이염을 발생시키는 원인이 됩니다. 눈앞의 증상에 구애되어 일률적으로 항생제를 투여하는 것은 오히려 아이의 QOL을 떨어뜨리는 결과가 됩니다. 4-4-D '중이염 가이드라인'(171쪽)에 자세히 기술하겠지만, 여기에는 현재 중이염 가이드라인이 너무 치료 우선이라는 점이 영향을 줍니다. 일차진료의 방침으로서는 얼마간 수정이 필요합니다.

B 부비동염

부비동염은 합병증이 아니라 감기 자체라고 생각하면 되지만, 편의상 일차진료 현장에서는 1주 이상 오래 끄는 화농성 콧물, 젖은기침을 부비동염으로 진단합니다. 보호자의 이해에 도움이 되기 때문입니다.

부비동염에서는 화농성 콧물에서 폐렴구균이나 인플루엔자균 등 많은 세균이 검출되기 때문에 세균성 질환으로 인식되며 항생제가 투여되는 일이 많습니다. 그러나 지금까지 말했던 것처럼 부비동염은 영유아의 바이러스 감염에서 극히 일반적인 것이며, 대부분은 자연치유된다는 인식을 가져야 합니다. 치료를 필요로 하는 것은 일부 세균성 부비동염인 경우입니다. 이에 대한 감별은 4-4-D '부비동염 가이드라인-치료'(168쪽)에서 고찰하겠습니다.

부비동염의 진단에서 중요한 것은 치료가 아니라, 기타 합병증이 없는지 신중하게 위험관리를 하는 것입니다. 고열인 경우에는 잠재세균혈증을 비롯한 심부 중증 세균 감염을 의심하고, 귀의 통증을 동반할 때는 급성 중이염의 합병을 각각 의심하여 적절하게 진단하는 것이 필요합니다.

C 잠재세균혈증

발열은 아이가 진찰을 받는 가장 큰 원인입니다. 일본에서는 의료기관의 접근성이 용이하기 때문에, 열이 난 지 하루 안에 진찰받는 일도 적지 않습니다. [그림2-1](48쪽)에 나온 것처럼, 대부분의 감기에서 초기에 생기는 것은 발열뿐이며, 충분한 증상이 나오지 않으면 진단이 어렵고 불명열(fever of unknown origin)로 생각하게 됩니다.

대부분의 불명열은 바이러스 감염으로 치료가 필요하지 않습니다. 그러나 그중에는 일정 비율로 위중한 세균 감염이 포함되어 있어서, 그 위험을 고려하여 과잉으로 항생제 투여가 이루어집니다. 특히 문제인 것은 증상만으로는 진단할 수 없는 잠재세균혈증이겠습니다.[2,3]

잠재세균혈증은 발열을 주요 증상으로 하는 세균혈증으로, 때때로 감기 증상이나 중이염을 동반하긴 하지만 뚜렷한 국소감염 소견이나 전신 상태의 악화가 없는 것이라고 정의합니다. 5~15%에서 더 중증도가 높은 세균성 수막염이나 세균성 폐렴, 급성 후두개염, 화농관절염, 골수염 같은 위중한 국소 감염이 속발합니다.

[그림4-2]에 잠재세균혈증의 병태를 올렸습니다. 원인이 되는 균은 폐렴구균과 인플루엔자균 b형(Hib)이 약 90%를 차지하는데, 이런 균은 영유아의 부비동에 서식하고 있습니다. 앞서 말한 대로 영유아는 이런 균에 대한 항체를 만들 수 없기 때문에, 갑자기 점막에서 혈액 안으로 균이 침입하여 세균혈증이 생깁니다. 그 계기는 잘 모릅니다. 바이러스 감염이 선행하는 경우도 있긴 하지만, 어떤 유발 요인도 없이 세균혈증이 생길 때도 있습니다. 혈액 안에 균이 들어오면 대부분 고열이 나는데, 체온 상승은 균의 증식에 억제적으로 작용합니다. 또한 혈액 안에는 다수의 백혈구와 면역글로불린, 보체 등 항균 작용이 있는 단백질이 있기 때문에 균은 그다지 증식하지 못합니다. 대부분의 세균혈증은 자연히 낫는다고 생각됩니다. 그러나 일단 균이 뇌척수액이나 관절액 안에 들어오면, 여기에는 혈

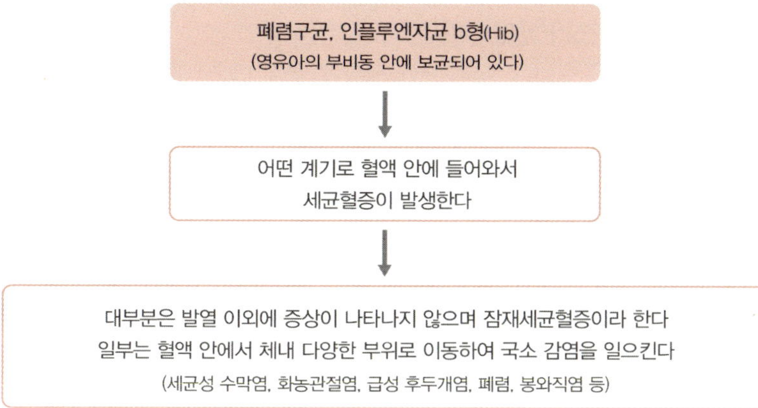

그림 4-2 잠재세균혈증의 병태생리

구 성분이나 면역글로불린이 거의 없기 때문에 단숨에 균이 증식하게 됩니다. 뇌척수액이나 관절액은 혈액에 비해 세균에 저항하는 힘이 훨씬 약합니다. 결과적으로 세균성 수막염이나 화농관절염이 생깁니다. 특히 수막염은 방치하면 생명에 관계되기 때문에, 진찰하는 의사는 "초기에 감기라고 생각했지만, 알고 보니 수막염이었다!"라는 것을 상당히 겁냅니다.

50년 이상 전부터 아이의 발열 원인에 세균혈증이 있다는 것은 알고 있었지만, 세균혈증은 혈액배양을 하지 않으면 진단을 할 수 없습니다. 해외에서는 많은 보고가 있으며 연구가 진행되었지만, 일본에서는 오랫동안 외래 진료에서 배양을 하는 습관이 없었습니다. 이유는 여러 가지가 있는데, 의료기관의 접근성이 양호하고 발열이 있는 다수의 아이가 외래에서 진찰받기 때문에 전원 혈액배양을 하기는 불가능하고, 모르겠으면 항생제를 투여해 보면 될 거라는 생각이 지배적이었음을 들 수 있습니다. 또한 항생제가 투여되면 나중에 수막염 등 다양한 중증 감염이 생기더라도 혈액배양에서는 균을 검출할 수 없는 경우가 적지 않습니다. 일상진료에서 세균혈증이 있는 아이가 상당한 비율로 있는 것은 분명하지만, 많은 의사들은 이것을 신경 쓰지 않았습니다.

최근 검사기기의 발달로 일차진료에서도 간단하게 혈액검사를 할 수 있게 되어 있습니다. [그림4-3]에 나온 것처럼 손가락 끝이나 귓불에서의 미량채혈법으로, 필요할 때는 몇 분이면 결과를 볼 수 있어서 백혈구(WBC)나 호중구(Neu), CRP 수치로 발열인 아이의 위험을 평가할 수 있게 되었습니다. 백혈구는 15,000/μL 이상, 호중구는 10,000/μL 이상이 cut-off value가 됩니다. CRP 수치는 cut-off value를 결정하기 곤란하지만, 급격하게 상승할 때는 잠재세균혈증을 비롯한 심부 중증 세균 감염의 위험을 고려하여 진찰할 필요가 있습니다.

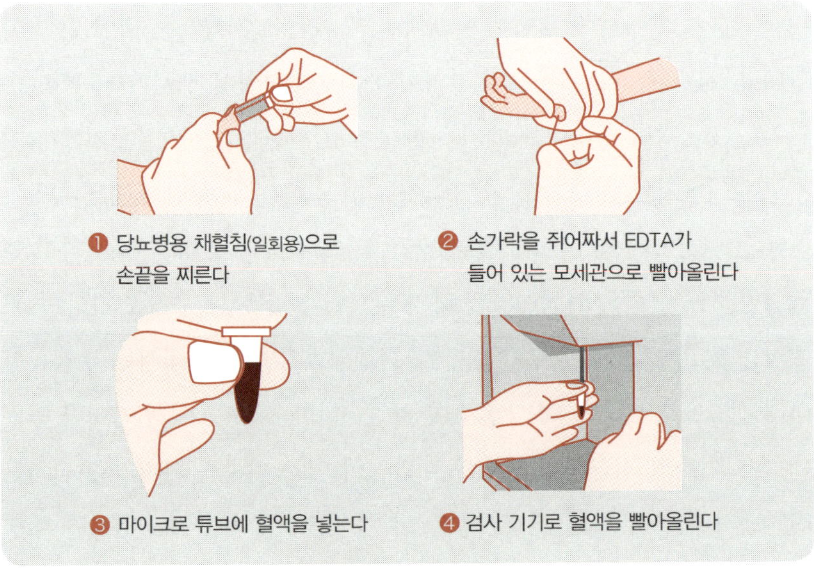

그림 4-3 미량채혈법

column

CRP는 유용할까?

CRP(C-reactive protein)는 감염 지표로서 어디까지 유용할까?

CRP는 1930년에 폐렴 환자의 혈청에서 발견된 단백질로, 폐렴구균에 있는 C다당체에 반응하기 때문에 CRP라고 이름이 붙었다. CRP는 폐렴에서 회복되면서 혈액 안에서 신속하게 소실되고 건강한 사람의 혈청에서는 거의 검출되지 않기 때문에, 처음에는 폐렴이나 감염질환의 지표라고 생각되었다. 그러나 폐렴 이외의 염증이나 조직 파괴에서도 CRP가 증가하는 것이 밝혀지고, 현재는 염증이나 조직장애가 존재하는 지표로 생각되고 있다.

중증 세균 감염의 진단에 CRP 수치가 유용한지 여부는 논의 중이다. 지금까지 중증 세균 감염의 지표로서 CRP 수치를 이용할 수는 없는지 몇 가지 시도가 이루어지고 있지만, cut-off value를 얼마로 설정해도 만족한 지표가 되지는 못했다.[4,5] 특히 Hib에 의한 세균성 수막염처럼 급속하게 세균혈증이 진행하여 수막염에 이르는 질환의 발견에 CRP 수치는 유용하지 않다.

그러면 CRP를 어떻게 쓰면 좋을까? CRP는 염증에 의한 조직장애가 시작될 때부터 4~6시간 경과한 뒤 생산이 시작되며, 8시간마다 곱절로 증가하고, **[그림1]**처럼 이차곡선 같은 상승 곡선이 된다. 지금까지의 논의에서는 한 지점(one point)의 CRP 수치를 지표로 할 수 없다는 이유로 만족한 지표가 되지 못했다. 가령 염증이 생겼을 시점의 CRP 수치와 충분히 시간이 지난 이후의 CRP 수치에서는 의미가 다르다. **[그림1]**의 B지점에서의 5.0mg/dl인 CRP 수치보다 A지점에서의 2.0mg/dl인 CRP 쪽이 위험도가 높다. 소아에서는 CRP 수치가 이 곡선에서 크게 괴리되어 상승하지 않는지 잘 관찰해야 한다. 한 지점의 수치만으로는 판단할 수 없는 것에 주의해야 한다.[6]

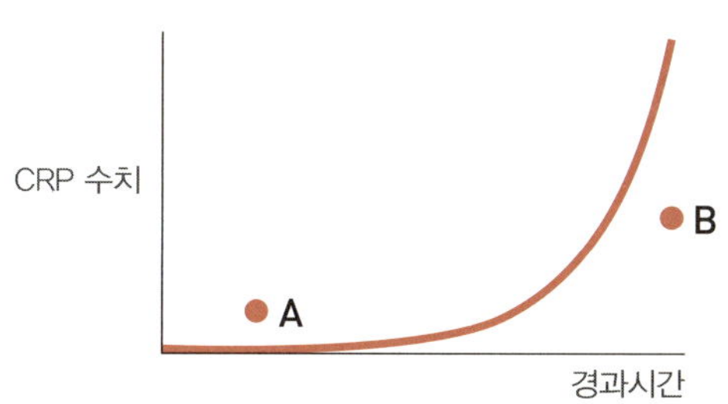

[그림1] CRP 수치의 상승

[표4-4]에 잠재세균혈증의 기본적인 사항을 열거하겠습니다. Hib 백신, 폐렴구균 백신의 보급 전에는 5세 미만의 발열 환자 중에 약 0.2%의 비율로 세균혈증이 있었고, 그중 약 10%(전체의 0.02%)가 세균성 수막염 등 더 위중한 생명에 관련된 세균 감염질환이 발생했습니다. 백신 접종이 끝나면 Hib에 의한 세균혈증의 대부분, 폐렴구균에 의한 세균혈증의 70%는 예방할 수 있습니다.

실제로 발열에 어떻게 대응할지 [그림4-4]에 나와 있습니다. 우선 연령 점검입니다. 발열 진단에서 생후 3개월 미만인 아이의 발열은 특별히 감안할 필요가 있습니다. 이 월령인 영아는 전신 상태의 파악이 곤란하며, 세균혈증이나 세균성 수막염, 요로감염 등 중증 세균 감염질환의 위험이 높고, 또한 증상이 급속하게 진행할 때도 있어서 신중하게 대응해야 합니다. 뚜렷하게 수유불량이 있거나 가볍더라도 호흡곤란이 있으면 원칙적으로 입원치료를 선택합니다. 전신 상태에 문제가 없어도 되도록 혈액검사

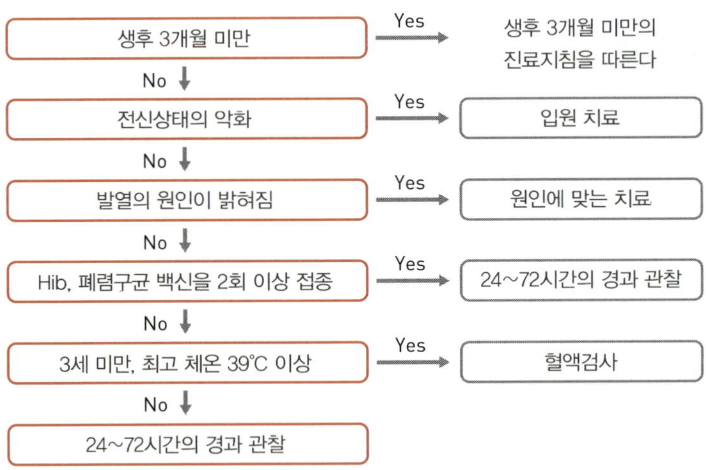

그림 4-4 불명열의 진단 플로차트

표 4-4 | **잠재세균혈증의 정리**

불명열인 아이 중에서 체온이나 백혈구(WBC), 호중구(Neu), CRP 수치가 높을수록 잠재세균혈증의 빈도가 높아진다. 잠재세균혈증의 원인균은 약 80%가 폐렴구균, 약 10%는 인플루엔자균 b형(Hib)이며, 그 밖에는 용혈연쇄구균이나 b형 이외인 인플루엔자균, 포도구균, 모락셀라 카타랄리스(*Moraxella catarrhalis*), 구강 내 연쇄구균 등도 원인이 될 수 있다. Hib는 세균성 수막염이나 후두개염의 속발이 많으며 가장 주의가 필요하다. 폐렴구균에 의한 잠재세균혈증은 빈도가 높지만 자연치유가 잘 된다. 속발증으로 가장 많은 것은 눈 주위의 봉와직염이다. 가장 위험한 것은 수막염균(*Neisseria meningitidis*)에 의한 세균혈증이지만, 일본에서는 거의 발생하지 않는다.

를 하고, 중증 세균 감염질환의 위험을 평가해야 합니다. 이 월령에 지표로서 가장 중요한 것은 CRP 수치이며, 2.0mg/dl을 넘으면 일반적으로 입원 관리가 됩니다. 입원이 되지 않는 케이스라도 발열이 지속된다면 초진으로부터 12~24시간이 경과된 이후에 재검사할 필요가 있습니다.

생후 3개월이 지난 경우, 우선 필요한 것은 전신 상태의 점검입니다. 악화가 있으면 다른 검사항목에 상관없이 입원 치료가 됩니다. 전신 상태의 악화가 없을 때는 문진과 진찰로 발열의 원인을 확인합니다. 감염 진단에서 가장 신뢰할 수 있는 것은 접촉력입니다. 가정이나 어린이집, 유치원 같은 집단생활 속에서 감염질환과 접촉은 없었는지 반드시 묻습니다. 진찰 소견에서 뚜렷한 기도감염이 밝혀지면 그 시점에서 진단이 내려지고, 필요에 따라 바이러스나 용혈연쇄구균, 미코플라스마 등 신속검사로 감염 미생물을 확정합니다. 그래도 발열의 원인을 모르는 케이스는 불명열로 생각합니다. 이 경우에 필요한 것은 Hib 백신과 폐렴구균 백신의 접종력을 확인하는 것입니다. 2회 이상의 접종력이 있으면 세균혈증일 가능성은 매우 낮기 때문에, 24~72시간 경과를 관찰하고 해열되지 않으면 다시 진찰합니다.

불명열에서 세균혈증의 위험이 높은 것은 3세 미만, 또 최고 체온이 39.0°C 이상인 경우입니다. 이 조건을 만족하고 백신 접종력이 없는 경우 혹은 1회만 접종해서 충분한 항체가 상승이 없다고 생각될 때는 혈액검사를 하여 세균혈증 위험을 평가합니다. 백혈구 15,000/μL 이상, 또는 호중구 10,000/μL 이상이면 혈액배양을 시행한 뒤 세프트리악손(Ceftriaxon: CTRX)을 정맥주사 혹은 아목시실린(Amoxicillin: AMPC) 60mg/kg/day 경구 투여를 실시하고, 12~48시간 이내에 재진을 하여 전신 상태를 점검합니다.

세균혈증은 발열 직후에 발견되는 일이 많고, 지속되는 발열은 바이러스 감염일 가능성이 높아집니다. 일반적으로는 열이 오래 끌수록 중증 감염이라 생각되지만, 이는 바이러스 질환의 열이 오래 끌면 기침 같은 기도 증상이 심하게 생기기 때문에 그렇게 느낄 수 있겠습니다. 다만 1주 이상 발열이 낫지 않고 지연될 때는 일반적인 감염 이외일 가능성을 고려해야 합니다. 또한 발열의 원인으로 2세까지의 여아, 1세까지의 남아에서는 요로감염도 고려해야 합니다. 소변검사와 배양을 할 필요가 있지만, 영아라면 일상생활에서는 쉽사리 소변을 채취할 수 없는 경우도 적지 않아서, 혈액검사로 백혈구와 CRP 수치에 상정한 것 이상의 상승이 없는지 확인해두면 좋을 것 같습니다.

소아에서는 감염성 질환 이외의 발열은 적지만, 발열성 질환 중에는 가와사키병을 진단할 수 있도록 해야 합니다. 콜라겐병이나 악성 질환도 발열의 원인이 되지만 상당히 드뭅니다. 이런 감염질환 이외의 질환에서는 초진 시 경과 관찰에 의해 예후 악화로 이어지는 일은 없기 때문에, 증상이 갖추어지고 진단이 가능한 뒤에 치료하면 되겠습니다.

현재는 백신 보급으로 세균혈증이 감소하고 발열 위험이 낮아졌습니다.

열이 있다는 이유로 항생제를 투여하는 시대가 아닙니다.[7] 4-4(154쪽)에서 말하겠지만, 전혀 위험이 없는 상태를 추구하면 오히려 다양한 위험이 발생합니다. 대부분의 불명열은 바이러스 감염이며 자연적으로 해열됩니다. 발열로 항생제가 필요한 경우는 대개 5~6% 정도인 것 같습니다.

column

항생제로 세균성 수막염을 예방할 수 있나?

눈앞의 아이가 가령 잠재세균혈증이라 하더라도 대부분 자연치유가 된다. 걱정이 되는 점은 세균성 수막염 같은 중증 감염을 항생제로 예방할 수 있지만, 대조연구가 곤란하기 때문에 상당히 한정된 데이터밖에 없다.

항생제 주사는 분명히 일정한 효과가 있지만, 발열이 있는 아이의 전체 증례에 주사 치료를 하는 것은 현실적이지 않다. 그러면 내복 항생제는 어떨까? 지금까지도 많은 연구가 이루어졌지만, 그 효과는 명확하지 않고 반대로 진단의 지체로 이어지는 것이 증명되어 있다. 또한 발열이 있는 아이에게 일률적으로 항생제를 투여하면 막대한 개수를 투여하게 되고, 위험의 감소라는 장점보다 항생제의 부작용 같은 단점이 커진다. 일본에서는 의료기관에 쉽게 접근할 수 있다. 상태가 악화되었을 때 며칠씩 진찰할 수 없는 지역은 거의 없을 것이다. 발열이 있는 아이의 진단에서 가장 중요한 점은 혈액검사도 만약을 위한 항생제도 아니라 신중한 경과 관찰인데, 일본에서는 이것이 충분히 가능할 것으로 보인다.

증례 ① | 폐렴구균에 의한 잠재세균혈증(그림1)

환아 | 2세 6개월, 여아

주소 | 발열

현병력 | 2008년 3월 3일 심야부터 발열이 있었다. 다음날 아침이 되어 우리 병원에서 진찰. 내원 당시 체온 39.1℃. 가벼운 콧물과 기침이 확인되었지만, 극도의 전신 상태 악화는 보이지 않았다.

기왕력, 가족력 | 특별히 기재할 만한 사항 없음.

임상경과 | 내원 시 혈액검사에서는 백혈구 39,900/μL , CRP 수치는 1.5mg/dl이었다. 잠재세균혈증이 의심되어 혈액배양 채취 후에 CTRX 50mg/kg 정맥주사를 했다. 다음날 진찰받을 때는 해열되어 있었지만, 왼쪽 안와 주위의 발적과 종창이 확인되었다. 혈액검사에서는 백혈구 31,500/μL , CRP 수치는 10mg/dl 이상(scale out)이긴 하지만 전신 상태는 양호했고, AMPC 60mg/kg/day을 경구 투여하고 그대로 경과 관찰하기로 했다. 다음날에 그람양성균 검출, 폐렴구균(PRSP)이 검출되어 폐렴구균에 의한 잠재세균혈증(안와 주위 봉와직염 합병)으로 진단되었다.

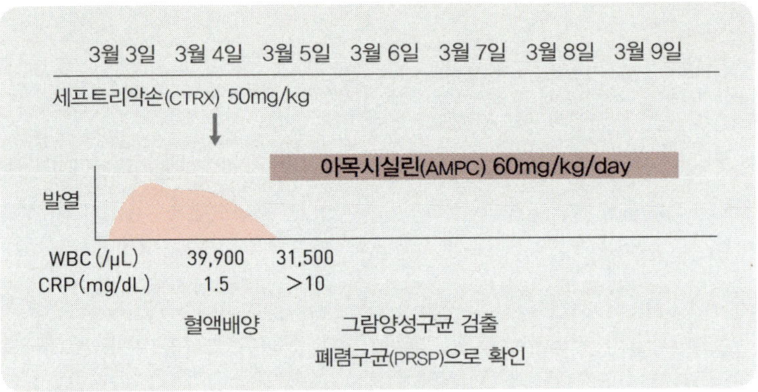

[그림1] **폐렴구균에 의한 잠재세균혈증**

증례 ② | Hib에 의한 잠재세균혈증(그림2)

환아 | 2세 0개월, 여아

주소 | 발열

현병력 | 2003년 10월 26일부터 발열, 콧물, 기침이 있다. 체온은 37~38℃를 오르내리고, 기침에 따른 구토가 있었다. 28일 이른 아침부터 고열이 되어서 우리 병원에 진찰받으러 왔다.

기왕력 | 아토피피부염, 삼출중이염

가족력 | 특별히 기재할 만한 사항 없음.

내원 시 현재 증상 | 신장 88.8cm(+1.45SD), 체중 13.2kg(+1.54SD), 체온 39.9℃, 의식수준은 명료하고 큰소리로 운다. 흉부 청진에 이상은 없으며, 복부는 편평하고 부드러움. 코 점막, 인두 점막은 정상. 좌측 고막에 삼출액 있음. 수막자극증상은 나타나지 않음.

임상경과 | 초진 시 검사에서 백혈구 16,500/μL , CRP 수치 2.0mg/dl로 잠재세균혈증이 의심되어 혈액배양 채취 후 CTRX 50mg/kg을 정맥주사했다. 다음날 체온은

38.4℃로 해열 경향이었지만 CRP가 상승하고 뚜렷한 수막자극증상이 나타나서 세균성 수막염으로 보고 종합병원에 소개, 입원했다. 그 후 그람음성간균, Hib가 검출되어 Hib에 의한 세균성 수막염으로 진단받았다. 입원 후 혈액 · 뇌척수액 배양에서 Hib는 검출되지 않았다. 치료에 신속하게 반응하고 후유증 없이 치유되었다. 초진 시에는 잠재세균혈증이었고, 그 후에 세균성 수막염이 발생한 케이스라고 생각했다.

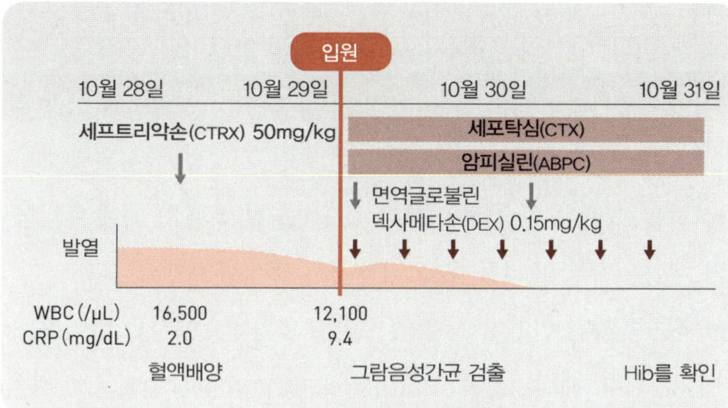

[그림2] Hib에 의한 잠재세균혈증

column

젊은 의사 선생님께

일본에서는 젊은 의사가 일차진료의 최전선에 서는 일이 많고, 처음으로 환자를 진찰하게 된다. 초진에서는 발열의 원인을 알 수 없고, 나중에 세균 감염으로 판명되는 일도 적지 않다. 당직에서 발열이 있는 아이를 진찰하며 항생제를 투여하지 않고 돌려보내면, 다음날 진찰에서 CRP 수치가 급격하게 상승되어 있어서 선배의사에게 야단맞았다는 이야기를 들은 적도 있다. 그러나 CRP가 나중에 상승하는 것은 당연하며, 다양한 세균 감염의 증상도 시간이 지나며 명확해진다. 감염질환은 진단이 내려진 뒤 치료하면 되고, 그 전에 항생제를 투여하지 않아서 안 좋아졌다고 혼나는 것은 얼토당토않다. 물론 전신 상태의 뚜렷한 악화, 호흡곤란 등 절대로 간과해서는 안 될 증상은 있겠지만, 초진 시 그와 같은 위험평가를 할 수 있다면 그 후 경과가 안 좋아졌다 하더라도 의사의 책임이 문제시되어서는 안 되겠다.

젊은 의사는 "알 수 없으니 우선 치료해 두겠다"라고 인식할 게 아니라, "알 수 없으니까 신중하게 경과 관찰을 하겠다"라고 인식했으면 한다. 그것이 눈앞의 환자에게 최대 이익이니까.

D 폐렴

발열이나 기침이 계속되면 "폐렴이 아닐까요?"라는 질문을 받을 때가 자주 있습니다. 보호자에게 "폐렴인가요, 아닌가요?"는 큰 문제 같습니다. 또한 보호자에게 "폐렴을 놓쳤다!"는 불평을 들은 적이 없는 소아과 의사는 없을 겁니다. 이후의 트러블을 피하기 위해 발열이나 기침 증상이 오래 끄는 것만으로 "폐렴"이나 "폐렴이 되기 직전"이라는 병명을 쓰는 의사도 있습니다. 방어의료의 일환이지만, 그런 이유로 보호자가 위험을 과민하게 인식하는 측면이 있습니다. 여기서도 과도한 분류의 폐해가 나옵니다. 감기와 폐렴은 무엇이 다를까요? 아래에서 생각해 보겠습니다.

폐렴에는 다양한 원인이 있지만, 소아의 일차진료에서는 바이러스성 폐렴, 세균성 폐렴, 폐렴미코플라스마(Mycoplasma pneumoniae)만 의식하면 될 듯합니다. 영유아는 바이러스성 폐렴이 많고, 5~6세가 되면 폐렴미코플라스마가 늘어납니다. 그런데 폐렴은 진단만으로 알 수 있을까요? 호흡곤란을 동반하지 않고 청진에서도 이상소견이 없는 폐렴이 상당한 빈도로 확인됩니다. 미국의 조사에서는 하기도감염의 증상이 없는 아이 중 약 5~6%에서 흉부 엑스레이로 폐렴이 발견되었다는 데이터가 있습니다. 이는 진찰만으로 진단이 내려지지 않기 때문에 잠재폐렴(occult pneumonia)이라고 합니다.[8] 기침이 폐렴을 시사하는 것은 아니지만, 기침이 없어도 폐렴은 배제할 수 없음을 주의할 필요가 있습니다. 특히 혈액검사에서 백혈구나 CRP 수치가 상승해 있는 경우에는 폐렴 위험이 올라갑니다.[9]

실제로 소아 진료현장에서는 기도감염이 있는 아이에게 "만약을 위해" 흉부 엑스레이 촬영을 했더니 가벼운 폐렴이 발견되는 일이 흔히 있습니다. 더 미세한 곳까지 촬영할 수 있는 흉부 CT 검사를 하면 많은 폐렴을 발견할 수 있을 겁니다. 그러면 일차진료에서는 폐렴에 어떻게 대응하면 좋을까요? 가급적 폐렴을 찾아내서 치료해야 할까요?

결론은 진찰만으로 폐렴을 분별하면 됩니다. 폐렴은 그 증상이 나타난 뒤 진단해서 치료하면 되고, 전신 상태에 문제가 없고 호흡증상도 심하지 않다면 특별히 폐렴을 찾아내더라도 감기라고 진단을 내려도 상관없습니다. 진단할 수 없는 폐렴이 다수 존재한다는 것은 대부분의 "건강한 폐렴"이 자연히 치유되기 때문입니다.

애초에 전신 상태나 호흡 상태에 이상이 없으며 진찰에서 감기로 진단한 아이인데도 가벼운 폐렴이 발견된 것은 어떤 의미가 있을까요? 건강한데도 특별히 엑스레이 촬영으로 폐렴을 발견하고, 그 결과 입원할 수밖에 없게 된다면 보호자는 다음에도 가벼운 감기에 폐렴을 걱정할 겁니다. 영유아는 바이러스 감염이 반복되기 때문에, 그때마다 보호자는 심한 스트레스를 느끼게 됩니다. 쓸데없는 검사가 보호자의 위험인지를 혼란스럽게 하는 것이지요. 보호자는 아이의 감기에 쭉 함께할 필요가 있습니다. 여기서 위험인지의 왜곡은 육아 스트레스의 증대로 이어지고, 결과적으로 가정의 QOL을 떨어뜨리고 맙니다. 폐렴은 억지로 찾아낼 필요가 없습니다. 진찰 의사의 판단으로 충분합니다. 따라서 임상의사의 경험이 중요한 것입니다.

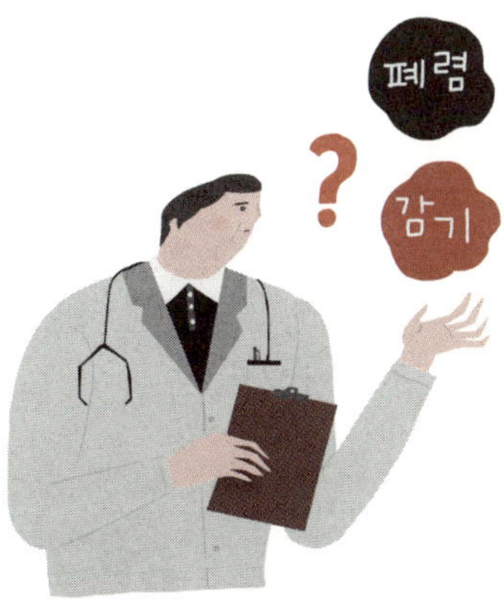

column

잠재폐렴(occult pueumonia)

환아 | 3세 11개월, 여아

주소 | 발열

현병력 | 4월 어느 날, 해가 뜰 무렵부터 발열(최고 체온 39.8℃), 신체통을 호소

기왕력 | 기관지천식

가족력 | 특별히 기재할 만한 사항 없음

내원 시 현재증상 | 신장 100cm(+0.28SD), 체중 17.9kg(+1.37SD), 체온 38.7℃, 의식 수준은 명료하며, 흉부 청진은 이상 없음. 청색증, 강제흡기(forced inspiration)는 없음

이러한 아이가 외래에 진찰받으러 올 때가 많다. 어떻게 대응해야 할까? 감염이라 생각되는데 발열 초기이며 발열 병터도 뚜렷하지 않다. 인플루엔자나 기타 바이러스 질환의 유행도 없고 접촉력도 없다.

통상적으로는 아무것도 투여하지 않고 경과 관찰을 해야 할 것이다. 발열 회복이 지연되거나 새로운 증상이 나타난다면 진찰받을 것을 지시하고 집에 가게 한다. 다음날이 되어도 해열되지 않고 설사와 구토가 나타나서 재진을 했다. 감염성 위장염이라 생각하고, 고열이 지속되어서 혈액검사를 했다. 결과는 **[표1]**과 같으며, 백혈구가 증가되어 있고 염증 지표가 되는 CRP도 높은 수치였다. 다시 진찰하여 병터를 찾았더니 폐야 청진에서 가벼운 좌우 차이가 확인. 흉부 엑스레이에서 폐렴이 확인되었다**(그림1)**.

이 예에서는 기침은 동반하지 않고, 기도감염을 연상케 하는 증상은 아무것도 없었다. 이따금 청진에서 좌우 차이를 알게 되어서 흉부 엑스레이 촬영을 했지만, 진찰 타이밍에 따라서는 간과했는지도 모른다. 진단한 뒤 입원했지만, 입원 중에도 기침은 나타나지 않았다. 나중에 혈액배양에서 구강연쇄구균(*Streptococcus mitis*)이 검출되었다. 구강 안에 생착해 있던 균이 세균혈증을 일으키고, 이따금 균이 잘 증식되는 환경의 장기인 폐에 감염을 유발했다고 생각된다.

이처럼 혈류 감염에 의한 폐렴은 기도 증상이 없다. 반대로 생각하면, 폐 안에 기침수용체는 존재하지 않는다는 증명이기도 하다.

WBC	57,400/μL		
Neu	86.9%	Eos	1.1%
Lym	8.7%	Baso	3.3%
Mono	0.0%		
RBC	539×10^4/μL		
Hb	13.2g/dL		
Ht	41.0%		
Plt	27.4×10^4/μL		
CRP	10mg/dL 이상 (23.8mg/dL)		

분변의 로타, 아데노바이러스 신속검사 (음성)
인두 아데노바이러스 신속검사 (음성)

[표1] 혈액검사결과

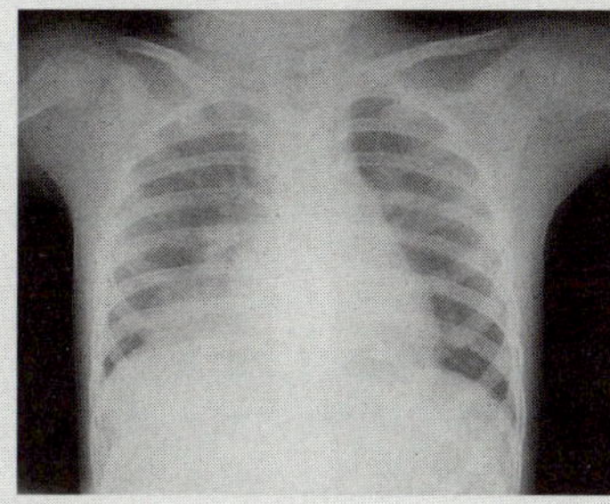

[그림1] 흉부 엑스레이에 폐렴이 있음

폐렴미코플라스마

소아의 일차진료에서 가장 많이 진단하고 치료하는 것은 폐렴미코플라스마이다. 비정형폐렴(atypical pneumonia)이라고도 하며, 흉부 엑스레이로 음영을 확실히 알 수 있다. 영유아에게는 거의 없고 4세~학동기에 많다. 이는 미코플라스마는 균체 자체에 독성은 없고, 일종의 알레르기 반응으로 생기기 때문이다.

초기 폐렴미코플라스마는 청진으로 진단할 수 없다. **[그림2]**는 5세의 폐렴미코플라스마인데 청진에서는 완전히 정상이었다. 5~6세 아이에서 발열이 지속되고 서서히 기침이 나타나서 흉부 엑스레이 검사를 시행하여 진단했다. 폐렴미코플라스마는 일반적으로 경증이며, 발열 3~5일에 흉부 엑스레이 검사 혹은 신속검사 키트로 확인하면 된다. 중증화되는 예에서는 항생제가 아니라 스테로이드가 필요하다. 이처럼 폐렴미코플라스마를 병 초기에 진단하기는 불가능하지만, 항생제가 중증화를 막는다는 충분한 근거는 없다. 폐렴미코플라스마일지도 모른다는 이유로 감기에 항생제를 투여해야 하는 게 아니다. 진단 이후에 치료를 시작하면 된다.

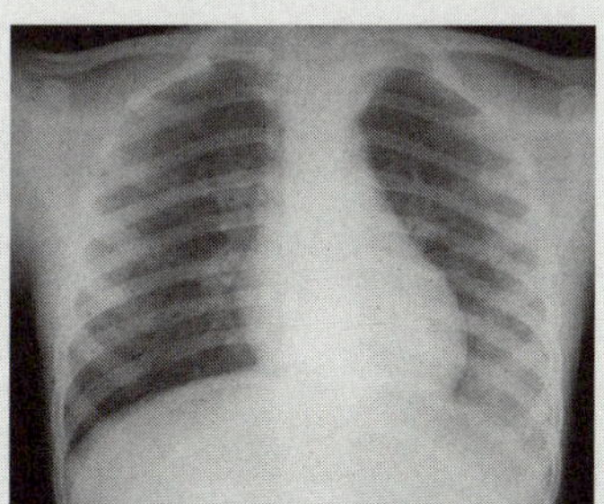

[그림2] 폐렴미코플라스마

육아 위험

아이의 감기는 육아에서 큰 스트레스이며 가정 기능에 큰 영향을 줍니다. 아이가 기침이나 콧물 때문에 잠을 못 자면 엄마도 잠을 못 자며, 다음날이 되어서 수면부족인 채로 집안일을 하거나 출근을 해야 한다면 힘든 일이지요. 아이의 감기에서 가장 중요한 것은 가정의 안정과 케어라는 것을 생각하면, 가정 기능을 최대한 지원하는 것이 중요합니다.

최근에는 어린 나이부터 어린이집에 보내는 보호자가 늘고 있습니다. 보호자가 일하는 것만이 이유가 아니라, 보호자가 임신 중 또는 출산한 지 얼마 안 된 경우, 보호자 본인이 병에 걸리거나 몸에 장애가 있는 경우, 병이나 신체장애가 있는 친족을 장기간 간병하는 경우 등 아이를 어린이집에 맡기는 이유는 다양합니다.

특히 빈곤 가정이나 편모 가정에서는 엄마가 생계활동을 해야 합니다. 또한 아빠나 엄마가 정신질환이 있는 가정도 드물지 않습니다. 가정 기능이 취약할수록 아이의 감기가 큰 문제가 됩니다. 그때에 "감기 치료"를 무리하게 요구하는 것은 의료인의 이기주의가 될 수도 있습니다. 열이 나면 병원에서 약을 받아야 한다는 믿음은 육아에 스트레스를 늘립니다. 치료 우선인 의료는 의사 관점에서의 의료이지 환자와 아이의 관점은 아닙니다. 물론 치료가 필요한 케이스도 있지만, 각 가정에 맞춰서 가능한 한 부담이 적은 방법을 제시해 주어야 합니다.

아이의 감기는 감염입니다. 가정이나 어린이집, 유치원 등에서 감염이 확대되는 것을 최대한 막는 것도 필요합니다. 엄마에게 감염되는 것은 가정 기능을 크게 망가뜨립니다. 또한 감염의 유행은 집단생활에서 시작되며 사회 전체로 퍼집니다. 아이에게는 일반감기일지라도 기초 질환이 있는 성인이나 고령자에게는 생명을 잃는 감염이 될 수 있습니다.

보호자는 본인의 생업 때문에 무리하더라도 어린이집에 맡기려는 경우가 많은데, 아이의 안정을 지키기 위해서도 일정 기간 집단생활을 삼가도록 지도하는 것이 중요합니다. 요즘에는 병든 아이를 맡기는 질병 보육실도 각지에서 볼 수 있습니다. 보호자가 일을 쉬지 못하고, 그 밖에 맡길 곳이 없는 경우에는 이와 같은 시설의 이용을 고려하는 것도 좋을 겁니다.

감기 진료는 치료가 아니라 보호자의 육아 스트레스를 줄이고 가정 기능을 유지할 수 있도록 지원하는 것을 중심으로 바뀌어야 합니다. "감기 치료" 대신에 소아과 의사가 해야 할 역할은 상당히 크다! 이렇게 생각합니다.

감기와 위험관리

놓치지 않았으면 하는 질환

많은 아이들이 감기 증상으로 진찰을 받지만, 그중에는 중대한 질병 위험을 안고 있는 케이스가 있음을 잊으면 안 됩니다. 오랫동안 소아 의료를 계속하면 생명에 관련되거나 중대한 후유증을 남길 가능성도 있는 질병과 반드시 마주칩니다. 대표적인 것을 몇 가지 소개하겠습니다.

A 세균성 수막염

세균성 수막염은 Hib에 의한 것이 가장 많고, 생후 2개월까지의 영아에서는 분만으로 감염된 B군 연쇄구균(GBS)이나 대장균이 원인이 될 때가 많으며, 또 일본에서는 적지만 수막염균에 의한 것도 잊어서는 안 될 것입니다.

일차진료에서 문제가 되는 것은 Hib와 폐렴구균에 의한 세균성 수막염입니다. Hib와 폐렴구균은 세균혈증의 원인이 되기 쉽고, 또 뇌척수액 안에 들어가서 세균성 수막염을 유발하기 때문입니다. Hib와 폐렴구균 백신이 도입될 때까지는 일차진료에서도 수막염 환자를 진찰할 때가 있었습니다.

대부분의 의사는 병원에서 진료하던 시절에 세균성 수막염을 치료한 경험이 있을 겁니다. 병원인 경우에는 내원했을 때 고열과 의식장애, 구토, 경련 등의 증상을 볼 수 있었으리라 생각합니다. 그러나 일차진료라면 진찰할 때 병 초기인 경우가 많기 때문에, 전형적인 증상이 나타나는 일은 적으며 "감기"로 진단될 때도 있습니다. 소아 진료를 오래한 소아과 전문의도 진단을 내리지 못하니 일반 의사라면 더 어려울 것입니다.

수막염에서 중요한 것은 예방입니다. 그러기 위해서는 출생 후 되도록 이른 시기부터 백신을 접종하도록 권해야 합니다.

B 급성 후두개염

급성 후두개염의 가장 큰 원인은 Hib입니다. Hib에 의한 세균혈증의 속발증으로, 무균수막염과 함께 생명에 위험을 미치는 질환입니다. 후두개는 성문 상부에 위치합니다. 급성 후두개염이 발생하면 후두개가 급격하게 붓기 때문에 질식할 위험이 있습니다. 발열, 인통, 삼킬 때의 통증 등이 초발 증상으로 많이 나타나지만, 그 후 몇 시간 동안 호흡곤란이나 천명이 나타납니다. 더 진행하면 질식에 이릅니다.

거짓크룹과 병태가 비교될 때가 있는데, 후두개염과 거짓크룹은 병변 부위가 비슷할 뿐 전혀 다른 질환입니다. 거짓크룹은 개기침과 쉰소리(hoarseness) 증상이지만, 후두개염은 호흡곤란이 주증상이 되며 전신 상태의 악화 및 [그림4-5]와 같은 특징적인 자세를 보입니다.

수막염과 마찬가지로 백신 덕분에 거의 마주칠 일이 없어졌지만, Hib 이외의 인플루엔자균이 원인이 될 때도 있으니 이 질환이 있음을 유념해야 합니다.

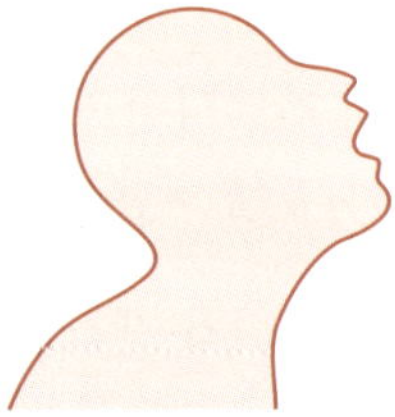

그림 4-5 급성 후두개염의 특징적인 자세

C 뇌염·뇌질환[10]

뇌염 · 뇌질환은 연간 약 1,000례가 발생하며, 대부분의 원인은 바이러스 감염입니다. 인플루엔자바이러스가 25%로 가장 많고, 다음으로 돌발피진(exanthema subitum)의 원인바이러스인 HHV-6 및 HHV-7, 로타바이러스, 유행성이하선염바이러스, 미코플라스마도 뇌염 · 뇌질환을 유발합니다. 이러한 감염의 경과 중에 일반적인 상황과 다른 중추신경 증상이 나타나면 뇌염 · 뇌질환도 염두에 두어야 하겠습니다.

D 심근염[11]

소아 심근염의 정확한 발생 빈도는 명확하지 않지만 뇌염 · 뇌질환의 몇 분의 1이라 생각됩니다. 심근염은 대부분 감기 증상으로 시작되며, 그 후 몇 시간~며칠의 경과로 심장 증상이 나타납니다. 소아기 심근염 중에서도 40%를 차지하는 전격성 심근염(fulminant myocarditis)이 특히 문제입니다. 바이러스 감염이 대부분인데, 특히 바이러스혈증을 일으키는 엔테로바이러스가 주요 원인이며, 이어서 인플루엔자바이러스, 아데노바이러스, 파보바이러스 등도 들 수 있습니다. 원인 바이러스는 23%에서만 판명되는 것에 불과하고, 대부분은 원인불명인 것에 주의가 필요합니다.

심근염의 초기 증상은 비특이적으로, 감기 증상인 단계에서 심근염을 예측하기란 불가능합니다. 그러나 심근염은 감염 케이스에서 늘 생길 수 있기 때문에 특히 심장음을 청취하는 것이 중요합니다. 불규칙한 리듬, 설명이 되지 않는 빈맥 혹은 서맥이 있으면 심근염을 의심해야 할 겁니다. 일본에서는 조기 진찰이 많기 때문에 위중한 심근염인 경우에는 문제가 되는 경우가 적지 않다. 하지만 현대의학으로는 예방하기가 불가능하고, 비특이적인 증상밖에 없으면 조기 발견은 어려울 것으로 생각됩니다.

감기와 위험관리

명의가 아이들을 괴롭힌다

자극적인 제목이지만, 일본 의료의 지나친 전문의 지향과 일차진료의 경시가 아이의 감기 진료에 다양한 악영향을 주고 있습니다. 왜 그렇게 되었는지 여기서 살펴보겠습니다.

A 위험 과잉사회

우선 오늘날 위험 과잉사회가 되어 있는 것을 이해할 필요가 있습니다. 일본은 말할 것도 없이 자본주의 사회입니다. 그 최대 특징은 "노동력의 상품화"입니다. 현대를 사는 우리들은 이를 당연하다고 생각하지만, 실제로 자본주의 상식에 푹 빠져 있는 것은 겨우 3~4세대 이전 정도부터입니다.

노동력의 상품화라는 것은 자유경쟁에 노출되어 있다는 것입니다. 따라서 누구나 할 수 있는 직업은 시급이 싸고, 전문가만 할 수 있는 업무는 시급이 높습니다. 단순한 급여 문제가 아니라, 노동자는 본인 노동의 사회적 가치를 높이려고 노력할 것입니다. 그것이 노동의 동기부여로 이어지며 사회 전체를 풍족하게 만들었습니다. 자유경쟁은 자본주의 사회의 최대 장점이라 할 수 있습니다.

한편 오늘날 대부분의 노동은 위험관리라는 측면을 갖고 있음에 주의가 필요합니다. 특히 헬스케어에 관련된 업무에서는 그런 것 같습니다. 헬스케어를 직업으로 하는 노동자는 본인의 노동 가치를 높이기 위해 어느새 위험을 과잉으로 지적하고 있습니다. 우리 의료인의 업무 역시 의식하지 않더라도 자본주의 사회시스템에 편입되어 있어서 위험을 과잉으로 전달하고 있습니다.

위험정보를 적절하게 제공하는 것은 사회의 안전으로 이어집니다. 그러나 안전과 안심은 다른 것임을 알아야 합니다. 위험을 과잉으로 지적하는 것에는 사회 전체의 불안감 증대와 쓸모없는 사회적 비용의 증가 등 다양한 폐해가 있습니다. 1-3(30쪽)에서 말했던 것처럼, 특히 아이에 관한 위험은 과잉으로 느낍니다. 아이의 감기 진료에서는 늘 적절한 위험 평가에 유의하고 그 정보를 신중하게 제공해야 합니다.

B 위험 강조의 폐해

가령 치과의사에게 가면 "충치에 주의하세요!"라고 호소하는 포스터가 있고, 이비인후과에 가면 "중이염은 언어발달이 느린 원인이 됩니다!"라고 경고하는 포스터가 있습니다. 내과에 가면 "혈압약을 복용하여 심근경색을 예방합시다!"와 같은 것도 있을 겁니다. 각 업계가 계몽활동을 합니다. 물론 필요한 것이지만, 한편으로 그런 행동은 위험을 강조하는 것이기도 합니다.

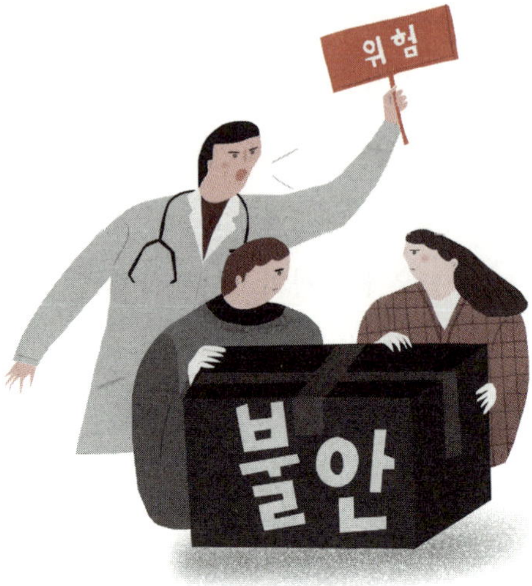

예전에 인플루엔자 뇌질환에 관한 정보 제공은 큰 사회불안을 유발했습니다. 뇌질환은 인플루엔자뿐만 아니라 바이러스 감염을 계기로도 생기는데, 인플루엔자바이러스는 감염 환자가 많기 때문에 인플루엔자 뇌질환에 신경을 쓰라는 보도가 일제히 나온 적이 있습니다. 당시의 텔레비전이나 신문에는 매일같이 인플루엔자로 인한 사망자가 나오니 주의하라고 보도되었습니다.

거의 동시에 오셀타미비르[Oseltamivir(Tamiflu®)]라는 항바이러스제가 발매되어 "인플루엔자는 감기가 아니다"라는 일대 캠페인이 이루어졌습니다. 항바이러스제 투여가 뇌질환을 막는다는 데이터는 아직 없고, 현재 그 효과는 부정적으로 인식되고 있습니다. 그러나 당시의 보도 결과, 위험을 과잉으로 느낀 보호자는 아이에게 발열이 있으면 야간에도 검사와 약을 요구하며 응급으로 진찰받게 하였습니다. 결과적으로 뇌질환이 줄어들었다면 그러한 계몽활동은 성공한 것이지만, 전혀 줄어들지 않았습니다. 오히려 사람들의 불안감이 늘었습니다. 이는 스트레스 증가라는 확실한 건강 피해입니다. 게다가 약을 복용한 이후의 이상행동이 문제가 되어서 의료불신도 깊게 만들었습니다. 응급은 피폐해지고 의료비도 많이 들었습니다.

이는 위험을 강조하여 사람을 불행하게 만든 예입니다. 뇌질환의 발생을 투약으로 조절할 수 있다는 게 증명되어 있다면, 이런 위험 정보를 흘리는 것이 올바를 것입니다. 그러나 '인플루엔자에는 뇌질환 같은 위중한 합병증도 있다', '인플루엔자에는 효과가 있는 약이 있다', '조기부터 그 약을 복용하면 확실히 합병증을 막을 수 있다', 이렇게 생각하는 것은 과학적 근거가 없는 단순한 이미지입니다. 이 단계에서 위험 정보를 널리 흘리는 것이 사회적으로는 마이너스로 작용한 셈입니다.

또 한 가지, 위험 정보가 사람을 불행하게 만든 전형적인 예를 들겠습니다. 이전에 아토피피부염의 원인이 계란이 아닐까 의심받던 시절이 있었습니다. 또한 계란으로 쇼크가 생긴 아이가 몇 명 나타나서, 이유기에 계란을 먹일 때는 주의하라는 정보를 보호자에게 전달했습니다. 그러나 주의하라는 말은 있어도, "그러면 언제부터 얼마만큼의 양을 어떤 조리법으로 먹이면 될까? 어떤 아이에게 쇼크 위험성이 높을까?"라는 충분한 정보는 없습니다. 그 결과 상당히 많은 가정에서 이유기에 계란을 피하게 되었습니다.

요즘 계란알레르기가 있는 아이가 늘고 있습니다. 최근 연구에서는 "이유기에 계란을 빼는" 것이 그 이후의 계란알레르기 위험을 높인다고 보고되었는데, 계란을 뺌으로써 알레르기가 있는 아이를 늘린 셈입니다. "계란은 위험하다"라는 위험 정보가 퍼지면, 보호자는 공포심으로 어린 아기에게 계란 먹이는 것을 삼갈 것입니다. 계란알레르기에 신경을 쓰라는 정보가 진짜 계란알레르기가 있는 아이를 늘린 것입니다. 위험 정보가 새로운 위험을 만든 전형적인 예입니다.

현대사회는 네트워크에 의해 전문성이 높은 정보도 간단하게 입수합니다. 젊은 세대일수록 이런 정보를 잘 얻는데, 요즘 대부분의 보호자는 네트워크 세대인 것 같습니다. 아이의 위험 정보는 잘 퍼지고, 게다가 그 과정에서 증폭됩니다. 지금까지 말했던 것처럼 위험을 낮추려고 하면 다른 위험이 얼굴을 내밀고, 그리고 오히려 새로운 위험 부담이 커지는 일은 자주 있습니다. 사람들에게 위험 정보를 흘리는 것은 위험을 회피하는 방법을 명확하게 전달하면서 동시에 이루어져야 합니다.

column

일본 의사는 후향적으로 생각한다

"인플루엔자 뇌질환의 원인은 인플루엔자바이러스이며, 항바이러스제를 투여하면 뇌질환을 막을 수 있다" "용혈연쇄구균 감염 후 급성 사구체신염의 원인은 용혈연쇄구균이라는 세균이다. 용혈연쇄구균이 생겼을 때, 항생제로 치료하면 신장염을 막을 수 있다" "아토피피부염 환자는 대부분 계란알레르기 항체를 갖고 있다. 어렸을 때 계란을 제거하면 아토피를 막을 수 있다" 등등.

모두 그럴듯한 이치라고 생각할 수 있다. 일본 의사는 분석적 사고에 익숙한데, 안 좋아진 뒤에 환자를 진찰할 때 아무래도 그 원인을 찾아 조기부터 치료하면 막을 수 있다고 생각하는 것 같다. 전문의에게 받은 정보의 전달이 중시되는 것도 한 가지 이유가 되는 것 같다.

그러나 임상은 그런 단순한 것이 아니다. 치료 개입이 합병증을 막을 수 있는지 여부는 치료한 그룹과 치료하지 않은 그룹에서 합병증의 출현율에 차이가 있는지 살피지 않으면 판단할 수 없다. 이를 전향적 연구라고 한다. 일차진료에서 중요한 것은 이와 같은 전향적 관점이다. 충분한 증거도 없이 이미지만으로 합병증을 막겠다고 하면 쓸데없이 위험을 강조하게 될 것이다.

C 명의일수록 위험인지가 빗나간다

"명의"라는 글자를 보면 어떤 의사를 떠올릴까요? 대학병원의 교수나 전문병원의 부장급 선생일 것입니다. 명의라고 하는 의사일수록 자신의 전문 분야를 갖고, 그 안에서도 특히 중증인 환자를 진찰한다고 생각합니다. 일본에서는 전문의 지향이 강하고 전문성이 높을수록 "명의"라고 인정하는 것 같습니다. 대부분의 소아과 의사도 전문 분야를 갖고 있습니다. 알레르기나 콜라겐병, 신경, 신장질환 등, 그 분야의 전문의를 취득한 의사도 많습니다.

현재 일본의 제도에서 일차진료를 담당하는 것은 병원을 퇴직하고 개업한 의사나 대학에서 시민병원으로 파견되어 있는 의사입니다. 큰 병원에서는 전문 영역이 중시되기 때문에 감기 진료를 괄시하는 일이 적지 않고, "어차피 나으니까"라고 치부하는 것이 솔직한 표현입니다. 충분한 일차진료 교육을 받지 않고 편향된 전문 영역의 지식만 갖고 있으면, 위험인지가 왜곡된 채 일반 진료를 하게 되고 전문 영역의 위험을 과잉으로 강조하게 됩니다.

가령 큰 병원에서 콜라겐병을 전문으로 한 의사가 개업하면, 무턱대고 콜라겐병 진단이 많아지며 경미한 증상에도 합병증을 막는다는 이유로 치료를 개시하는 일이 있습니다. 콜라겐병은 오랜 기간으로 보면 많은 합병증이 생기지만, 전문의는 콜라겐병의 위험과 앞으로 합병증의 위험 모두 과잉으로 인식합니다. 진단과 판별이 어렵고 개념이 애매한 질환일수록 이와 같은 일이 생깁니다.

D 학회와 가이드라인의 문제점

학회는 전문의 집단입니다. 현재 일본에서는 학회가 선도하여 다양한 진료가이드라인을 만드는데, 여기에는 큰 문제가 있습니다. 지금까지 말했던 것처럼, 전문의는 위험인지가 과잉이 되어 있는 일이 적지 않고 가이드라인에도 이것이 반영되어 있기 때문입니다. 특히 일상진료에서 빈번하게 마주치는 질환은 전문의가 만든 가이드라인을 따를수록 과잉진단과 과잉치료에 빠지기 쉽습니다. 여기서는 소아의 일차진료에서 참고할 일이 많은 기관지천식 가이드라인, 부비동염 가이드라인, 중이염 가이드라인에 대해 각각 검토하겠습니다.

기관지천식 가이드라인

무엇이 문제일까?

기관지천식은 소아의 대표적인 알레르기질환으로, 일차진료기관에서 진찰을 받는 환자도 다수 있다고 봅니다. 현재 《소아기관지천식 치료 · 관리 가이드라인 2012》(이하 천식 가이드라인)[12]는 천식 아동의 조기 발견과 조기 치료를 강하게 호소하고 있습니다. 그러나 진짜 기관지천식은 5~6세 아이까지 경과를 보지 않으면 진단할 수 없습니다. 영아기에서는 몇 가지 기관지천식이 발생하는 위험인자의 유무가 밝혀졌을 뿐입니다. 《천식 가이드라인》이 치료를 너무 우선하기 때문에, 기도감염이 많은 영유아의 진단에 영향을 주고 있습니다. 이 가이드라인은 호흡기능이 이미 저하된 천식 아동을 대상으로 전문의가 만든 것이므로, 아이들을 "후향적"으로 보기 때문에 "맨 처음에 치료를 했으려니" 하게 됩니다. 진짜 필요한 것은 "눈앞의 아이에게 앞으로 천식이 발생할까?"라는 전향적 관점입니다.

기관지천식으로 확정된 아이를 치료하는 것에는 많은 소아과 의사의 합의가 있다고 생각되지만, 일차진료 외래에서 진찰한 경증인 천식 아동을 다룰 때 현재의 가이드라인에 따라 대응하면 많은 문제가 생깁니다.

구체적인 문제점

《천식 가이드라인》에서 특별히 문제인 것은 영유아 천식의 진단 · 치료 지침입니다. [그림4-6]은 1970년에 미즈타니 등이 시행한 조사인데, 이미 기관지천식으로 진단받은 환자의 설문조사 결과, 1~2세에 기도 증상이 생기기 때문에 천식 발생연령의 정점은 이 무렵까지 있다고 봅니다.[13] 그러나 천식 아동인지 여부에 상관없이 감염이 많은 연령에서 기도 증상이 생기는 것은 당연합니다. 천식이 아닌 아이를 모아서 설문조사를 해도 같은 그래프가 될 것입니다. 결국 이 데이터에는 어떤 과학적인 근거도 없습니다. 전문의 집단인 학회가 이런 데이터를 바탕으로 가이드라인을 만들고 있으니 놀랄 지경입니다.

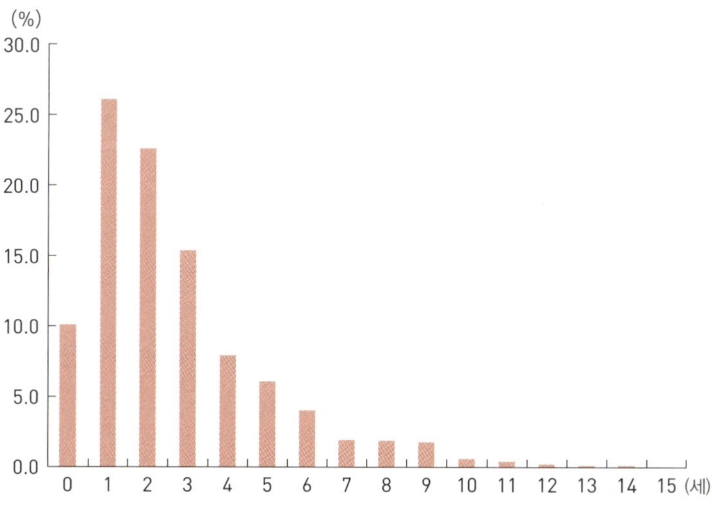

그림 4-6 기관지 천식의 발생 연령 (문헌13에서)

영유아는 바이러스 감염에 의해 천식발작과 유사한 호기성 천명(날숨쌕쌕거림, expiratory wheezing)이 종종 유발됩니다. 그러나 대부분은 자연면역을 획득하기 때문에 학동기까지 치유됩니다. 결국 "기관지의 감기"입니다. 학동기가 되어도 천명이 반복되는 것이 아토피천식이라 하는 "진짜 기관지천식"입니다. 기관지천식의 진짜 원인은 만성 기도염증과 그에 따른 기도과민성으로, 바이러스성 천명과는 다른 병태입니다. 그런데 일본의 가이드라인대로 진료하면 "기관지의 감기"의 대부분을 "기관지천식의 시작"으로 보고 치료하게 됩니다.

사실 영유아기의 천식은 세계적으로도 문제이며, "천식 초기 증상이 아닐까?"라고 의심받았습니다. 그러나 해외에서 이루어진 많은 전향적 연구에서는, 영아기 천식은 앞으로 기관지천식의 유의한 위험이 아님을 확실하게 보여줍니다. 또한 치료 개입이 기관기천식의 발생을 예방한다는 데이터도 없습니다. 결국 반복되는 천명에 조기부터 치료 개입을 할 근거는 없습니다. 추가적인 문제점인데, 영유아는 부비동염이 빈번하게 생기기 때문에 코의 천명을 일차진료에서 자주 볼 수 있습니다. 쌕쌕거리고 그렁그렁한 것이 오래 지속되는데, 이런 증상을 천명의 시작으로 보고 치료하는 일도 많이 있습니다.

영유아에게는 기도감염이 반복되는 일이 흔합니다. 자연히 나을 질환을 "장기적으로 치료해야 한다"고 지도를 받으면 보호자의 부담은 커집니다. 또한 기도감염에 의한 천명은 언제 생길지 예측할 수 없습니다. 그 위험을 과잉으로 전하면 보호자의 불안감이 증대됩니다. 또한 영유아 기도증상은 대부분 상기도에서 유래한 것인데,《천식 가이드라인》은 치료를 과잉으로 주장해서 감기로 인한 기침에도 바로 기관지에서 원인을 찾는 경향입니다. 기관지확장 작용이 있는 패치, 즉 '툴로부테롤(Tulobuterol): 호쿠날린(Hokunalin® 패치)'이 과잉으로 쓰이는 것도 이 가이드라인이 영향을 주기 때문입니다.

천식으로 보고 치료할 경우

그러면 어떤 아이에게서 기관지천식의 발생에 주의해야 할까요? 해외에서는 기관지천식의 발생 위험에 관해 많은 전향적 연구가 있습니다. 특히 주목받는 것은 일리(S. Illi)의 연구로 1,314명의 출생아를 전향적으로 조사한 결과, 3세까지 지속성 흡입항원에 민감화(sensitization)되며 심하게 알레르기항원에 노출되는 것이 호흡기능을 저하시키고 학동기의 기도과민성으로 이어진다는 것을 보여주었습니다.[14] 또한 최근 염증성 질환의 섬유화를 일으키는 페리오스틴(periostin)이 소아 기관지천식 환자의 코 점막과 기관지 점막에서 흔히 생산된다는 것이 밝혀졌습니다.[15] 혈청 페리오스틴은 알레르기성 염증을 통해 점막의 섬유화(리모델링)를 일으킵니다.[16] 알레르기의 원인이 되는 진드기 같은 항원을 지속적으로 흡입하는 것이 만성 알레르기성 염증을 유발하고 알레르기비염이나 진짜 기관지천식을 발생시키는 요인이 됩니다.

호흡기능을 지키기 위해 알레르기로 인한 염증을 억제하는 것은 중요합니다. 그런 의미에서 조기 개입을 부정하는 것은 아니지만, 현재 가이드라인은 영유아의 천명이라는 증상을 중시한 개입 기준이며, 이것이 문제를 크게 만듭니다. 천명은 어린 연령일수록 알레르기보다 감염 요소가 강하기 때문에 막을 방법이 없습니다. 게다가 가이드라인은 치료 목표가 매우 높고, 경미한 증상조차 없어지지 않으면 조절 상태가 "양호"하다고 판단하지 않습니다. 뜻밖에도 여기서는 감기로 인한 기침을 오래 끄는 것도 천식 증상이라 인식합니다. 기침은 감기에서 가장 장기간 지속되는 증상이며, 특히 영유아는 일상적으로 기침을 하기 때문에 천식이 너무 의식을 받는 셈입니다. 실제로 기침이 오래 지속되거나 부비동염 증상이 있는 것만으로 "천식에 걸렸을지 모르니까"라며 장기간에 걸쳐 의료 개입이 이루어지는 아이도 많습니다. 장기 개입이 천식 위험을 크게 감소시킨다면 그래도 좋겠지만 아직 그런 데이터는 없고, 오히려 약의 장기 투여로 인한 영향이 우려됩니다.

이 문제를 해결하기 위해서는 일차진료현상에서 영유아를 대상으로 어떤 증상이 천식 위험인지 조사할 필요가 있습니다. 우리가 시행한 조사에서는 5~6세가 되어도 천명 증상이 지속되는 최대 위험은 "기도 증상으로 입원하는 것"이라고 밝혀냈습니다.[17] 반대로 생각하면, 입원이 필요하지 않을 정도의 천명이라면 대부분 영유아기에 낫습니다. 가벼운 천명을 천식으로 진단하고 치료하며 학동기가 되기 전에 나았다 하더라도, 그것은 자연경과일 가능성이 높습니다. 그래서 기관지천식에 대한 치료 개입을 하는 지표로서 다음 두 가지를 만족하는 경우가 적당하다고 생각합니다.

- 입원이 필요할 정도의 호흡기 증상
- 진드기 등 지속형 알레르기항원에 대한 민감화의 증명

특히 영유아에서는 천명이나 오래 끄는 기침 등의 증상을 지표로 하면 안 됩니다.

column

가이드라인은 천식 사망을 줄였을까?

2015년 7월 현재, 일본소아알레르기학회 홈페이지(http://www.jspaci.jp/modules/gcontents/index.php?content_id=8)에는 소아의 천식 사망통계 그래프(그림1)를 보여준 뒤 다음 문장이 게재되어 있다.

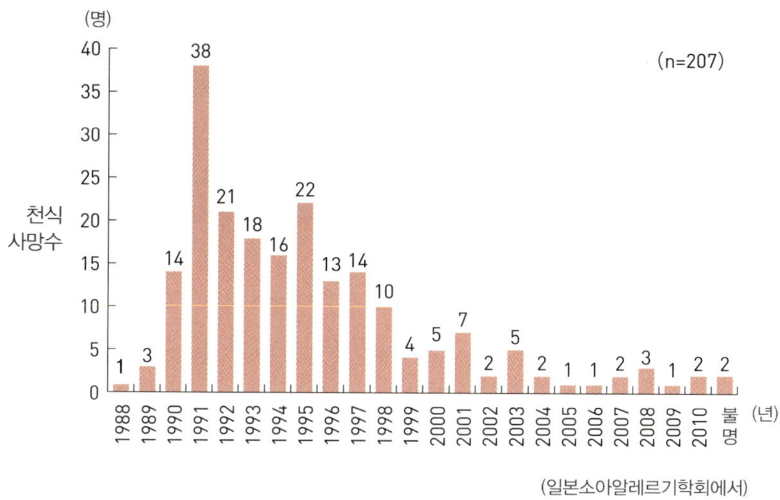

[그림1] **천식 사망수의 추이**

장기관리의 철저

천식 사망을 막기 위해서는 조기에 천식 진단을 받고, 알레르기항원의 제거와 회피에 유의하며 정기적으로 진찰을 받고, 소아기관지천식 관리와 치료 가이드라인을 참고로 의사와 상담하면서 ICS 등에 의거한 항기도염증요법을 해 나갈 필요가 있습니다.

또한 환자에게 적합한 치료를 진행하기 위해 천식 일기와 피크 플로(peak flow), 모니터링, 소아천식 조절검사(control test) 등을 이용하여, 발작을 필요충분하게 억제하고 장기간 발작이 없는 상태를 유지하며 관해를 목표로 합니다.

천식 사망을 피하기 위해서는 자가 판단으로 치료 단계를 부적절하게 낮추거나 중단하는 것을 피하는 것이 중요합니다.

이처럼 학회는 조기부터 천식을 발견하고 가이드라인대로 치료를 해서 천식 사망이 줄었다고 주장한다. 2012년 《천식 가이드라인》에서도 "JPGL 2000(최초의 천식 가이드라인)을 발행한 이후, 일본의 소아 천식 사망률은 뚜렷하게 감소하고 있다"라고 기재되어 있으며, 천식 사망의 감소는 가이드라인이 발행되었기 때문이라 보고 있다. 그러나 가이드라인이 최초로 출판된 것은 2000년이며, **[그림1]**에서도 밝혀진 대로 이미 천식 사망이 자연히 감소한 이후이다. 학회의 주장은 명백히 잘못되었지만, 학회의 권위주의와 위계질서가 이를 수정하는 것을 곤란하게 하고 있다.

최근 천식 사망은 확실히 급감하고 있다. 그러나 반대로 이 사실이야말로 학회의 주장이 틀렸다는 것을 증명하고 있다. 가령 가이드라인에 의거한 치료가 천식 사망의 70%를 감소시켰다고 가정하고 그 보급률을 70%로 보면, 가이드라인이 천식 사망을 50% 정도 줄였다는 계산이 된다. 그러나 실제로는 천식 사망은 90% 이상 줄었다. 또한 발간 당시부터 몇 번이나 가이드라인의 보급도가 조사되어 있으며, 2007년도에 실시된 실제 의사 대상의 알레르기연구회와 학술강연회(전국 8곳)에 출석한 의사를 대상으로 한 조사에서조차 천식 가이드라인의 인지도는 57%, 이용도는 31%에 지나지 않았다.[18] 전문학회 출석자에서 이 수치라면 일반 의사에서는 더 적을 것이다. 모든 천식 아동이 가이드라인대로 치료받고 있어서 천식 사망이 줄었다고 하는 것은 논리적으로 모순이 있다.

가이드라인의 보급에 의해 일부 중증 천식의 조절이 좋아진 것은 확실한 듯하다. 그러나 천식이 악화되는 원인에서 가장 많은 것은 환경인자이다. 천식 사망의 감소는 가이드라인 이상으로 기타 요소 쪽이 훨씬 크게 영향을 준다. 무엇보다 현재는 천식 병태 그 자체가 바뀌고 있다. 과거의 천식은 기도의 만성 염증에 의한 호흡기능의 저하가 주요인이었지만, 지금의 천식은 바이러스의 관여가 크다. 감염 요소가 강해졌기 때문에 저연령의 천명이 늘고, 반대로 학동기 이상의 천식은 감소했다. 병태가 바뀌고 있음에도 불구하고 천식 사망의 감소를 가이드라인의 치료에 의한 것이라고 해석하면, 미래에 오랜 세월 동안 천명이 있는 아동을 계속 치료해야만 하게 된다. 이는 미래의 아이들에게 큰 부담이 될 것이다.[19]

부비동염 가이드라인

무엇이 문제일까?

소아로 대상을 좁힌 부비동염 가이드라인은 없지만, 일본비과학회가 《급성 부비동염 진단가이드라인 2010년판(추가보정판)》[20]에서 소아 부비동염의 진단과 치료에 대해 언급합니다. 이 가이드라인은 일차진료에서 쓸 수 있을까요?

앞서 말한 대로 부비동염은 감기의 경과에서 흔히 보이는 병태이며, 저류액의 소실까지는 몇 주 정도 걸리지만 대다수는 자연히 치유되는 것을 알 수 있습니다. 그러나 가이드라인대로 진료하면 자연경과에 치료가 개입되는 일이 많아집니다.

[표4-5]에 현재 가이드라인에 나온 중증도 점수를 올렸습니다. 3점까지를 경증, 6점까지를 중등도, 그 이상을 중증으로 분류합니다. 경증이면 5일간 경과 관찰을 한 뒤 개선이 없으면 항생제를 투여하고, 중등도 이상은 기본적으로 항생제를 투여하게 되어 있습니다. 이 가이드라인에 따르면, 감기 증상이 지속되며 코를 가끔 풀고 젖은기침이 있으며 비강에서 소량의 화농성 분비물이 고인 것만으로 중등도가 되어 항생제 투여 대상이 됩니다.

표 4-5 | 가이드라인에서의 중증도 점수

	증상, 소견	없음	경증/ 소량	중등도 이상
임상증상	콧물을 흘림	0	1 (가끔 코를 푼다)	2 (빈번하게 코를 푼다)
	불쾌함, 젖은기침	0	1 (기침이 있다)	2 (수면에 지장을 받는다)
비강 소견	콧물, 후비루	0 (장액성)	2 (점조하고 화농성 소량)	4 (증등량 이상)

경증: 1~3	중등도: 4~6	중증: 7~8

(문헌20에서)

특히 문제가 되는 것은 어린이집 등에서 집단생활을 하는 영유아일 것입니다. 집단생활을 하고 있으면 바이러스 감염이 빈번하게 반복되기 때문에, 부비동에 장기간 분비물이 저류한 상태가 되고 콧물과 기침 증상이 오래 지속됩니다. 그러고 나서 여기에 바이러스 감염이 생기고 증상이 악화되면 어김없이 항생제 투여 적응이 됩니다. 실제로 감기에 걸릴 때마다 항생제가 투여되는 일은 흔히 있습니다. 가이드라인은 이런 사정을 고려하지 않는 것으로 생각됩니다.

전에도 말했던 것처럼, 부비동염의 병태를 이해하는 것은 일차진료에서 필수입니다. 그러나 어떤 아이를 치료해야 할지에 대해서는 분명히 더 신중한 자세가 필요합니다. 의사가 치료를 권한다는 것은, 뒤집어 보면 위험의 강조이기 때문입니다.

치료

일반적으로 부비동염은 화농성 콧물을 동반하며, 배양하면 폐렴구균과 인플루엔자균 등 많은 세균이 검출됩니다. 때문에 세균성 질환이라 생각하여 항생제가 투여되는 일이 많습니다. 이미 말했던 것처럼 단순한 colonization에 항생제를 투여해도 임상적인 개선을 거두지 못할 뿐만 아니라 부작용이나 균의 내성화 문제, 나아가 정상 세균총을 교란시켜서 오히려 병원균의 보균율을 높이는 폐해가 있습니다. 단점이 많을 뿐만 아니라 부비동염의 치료 자체에 부정적으로 작용할 가능성조차 있다는 것입니다.

소아 부비동염에 대한 항생제의 효과에 대해서는 몇 가지 임상 연구가 있습니다. 2001년 가버트(G.M. Gabutt) 등이 시행한 급성 부비동염의 조사에서는 AMPC 투여군 58명, 아목시실린(Amoxicillin)과 클라불란산(Clavulanic acid)(AMPC/CVA) 투여군 48명, 플라세보군 55명을 비교 · 검토한 결과, 14일간 투여하여 임상적인 개선은 각각 79%, 81%, 79%로 각 그룹 간 차이는 없었고, 항생제 투여는 임상경과에 영향을 주지 않는다고 결론 내립니다.[21] 그리고 2015년 크리스토(A. Kristo) 등이 시행한 조사에서는

MRI 검사로 진단된 4~10세인 부비동염 환자를 대상으로 세파계 항생제인 세푸록심(Cefuroxime: CXM) 투여군과 플라세보군으로 비교한 결과, 14일 이후의 임상증상과 영상진단 모두 차이가 없음을 보고했습니다.[22]

한편 2009년에는 왈드(E.R. Wald) 등이 소아 환자에 따라 엄격한 기준을 적용하여, "①콧물과 낮의 기침이 10일 이상 지속되고 개선 경향이 없음", "②발생 후 6일 이상 경과한 이후의 증상 악화나 39°C 이상의 고열, 일단 증상이 완화된 뒤 증상 악화", "③화농성 콧물을 동반한 고열이 3일 이상 지속" 중 어떤 것에 만족한 경우를 대상으로, AMPC/CVA 90mg/kg/day 투여군이 플라세보군에 비해 유의하게 치유율이 높은 것을 보였습니다.[23] 주의해야 할 것은, 이는 단순한 부비동염을 대상으로 한 것이 아니라 "세균성" 부비동염에 대한 연구라는 것입니다. 결국 가버트 등이나 크리스토 등의 조사에 비해 더 엄격한 기준을 썼기 때문에 세균 감염의 비율이 높고 항생제 효과가 나타난 것으로 생각됩니다. 그 결과를 받아서 2013년 미국 소아과학회(American Academy of Pediatrics: AAP)의 세균성 부비동염 가이드라인에서는 원칙적으로 항생제를 투여하게 됩니다.[24]

한편 일본은 미국에 비해 의료기관의 접근성이 좋아서 비교적 경증인 단계에 일차진료에서 진찰받는 일이 많으므로 더 신중한 판단이 요구됩니다. 특히 어린이집 등에서 집단생활을 하는 아이는 콧물, 기침 증상이 일반적으로 오래 지속되며 발열이 자주 있습니다. 단순하게 왈드 등이 제시한 기준을 적용하면 발열이 있을 때마다 항생제 투약이 선택되는 것으로 이어질 듯합니다.

앞서 말한 것처럼 부비동염은 통상적인 상기도염에 자주 합병되는데, 세균성 부비동염이 빈번하게 이환되는 것은 아닙니다. 세균에 의한 감염 증상이 있는지, 그것이 상당히 의심스러울 때에 국한해서 세균성 부비동염으로 진단해야 합니다. 세균 감염을 시사하는 증상으로는 발열, 통증, 발적, 종창입니다. 발열에 관해서는 바이러스 감염과 감별이 문제 되지만, 현재 일차진료에서도 백혈구, CRP 수치를 측정할 수 있는 시설은 많으며, 호중구와 CRP 같은 지표의 상승이 없으면 세균 감염의 위험은 낮은 것 같습니다. 또한 일본에서는 각 바이러스의 신속검사도 발달되어 있으며, 해외에 비해 바이러스 질환의 진단이 잘 이루어지는 환경입니다. 이와 같은 검사를 병용하면 AAP의 기준보다 정확하게 세균성 부비동염을 진단할 수 있을 것으로 보입니다. 다행스럽게도 부비동염에 따른 안와나 두개 내 합병증은 일본에서 극히 드물며, 항생제 투여가 이와 같은 합병증을 막는다는 명확한 증거도 없습니다. 의료기관에의 접근이 양호한 점을 이용하면 진찰이 지체될 일도 없습니다. 당장에 치료가 필요한 중증인 느낌이 없으면 왈드 등이 제시한 조건을 만족한다 하더라도, 투약하지 않고 경과 관찰(wait and see approach)하는 것이 최선의 방법입니다.

항생제 투여기준은 다음 중 어느 하나로 하는 것이 일본의 실정에 부합합니다.

- 콧물과 젖은기침이 2주 이상 지속될 때
- 기도 질환의 경과 중에 39°C 이상의 고열이 있으며, 호중구의 증가(10,000/μL 이상) 혹은 CRP의 상승(5mg/dL 이상)이 나타날 때
- 화농성 콧물을 동반한 39°C 이상의 고열이 3일 이상 지속되고, 기타 바이러스 질환으로 발열을 설명할 수 없을 때

세균성 부비동염으로 진단하면 AMPC 60mg/kg/day를 7일간 투여합니다.

중이염 가이드라인

무엇이 문제일까?

중이염의 진단 역시 부비동염과 같은 문제를 갖고 있습니다. 중이염 가이드라인에서 널리 쓰이는 것으로 일본이과학회에서 만든《소아 급성중이염 진단가이드라인 2013년판》[25]이 있지만, 이 역시 이비인후과 전문의가 만든 가이드라인으로 일차진료 현장에는 맞지 않습니다.

급성 중이염에 관한 연구는 많이 이루어지고 있으며, 모두 항생제의 효과는 매우 제한적이라고 보고합니다. 또 중이염은 결코 예후가 불량한 질환이 아니며 긴급한 경우는 거의 없습니다. 따라서 현재는 급성 중이염으로 진단하더라도 항생제 투여를 삼가는 것이 세계적인 치료 흐름입니다. 가령 네덜란드의 가이드라인에서는 급성 중이염의 90% 이상이 항생제를 투여할 필요가 없으며, 적어도 발생 후 3~4일은 항생제를 주지 않고 경과를 관찰하게 되어 있습니다. 네덜란드와 일본은 의료제도의 차이로 진찰율이 크게 다릅니다.

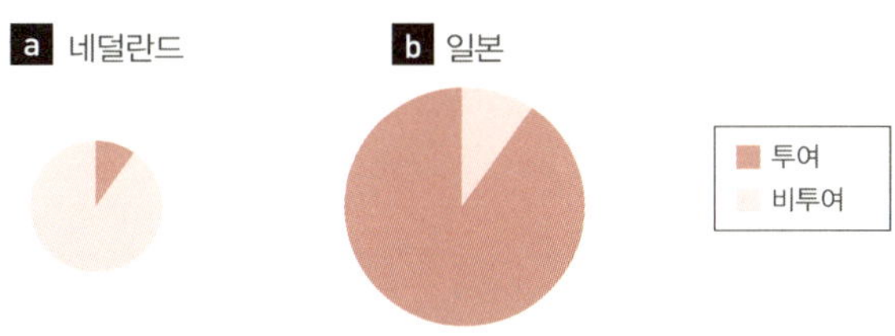

그림 4-7 항생제 투여

[그림4-7]에 나온 대로 네덜란드에서는 애초에 진찰받는 환자 자체가 적으며 항생제가 투여되는 아이도 얼마 안 됩니다. 이에 비해 일본에서는 많은 진찰 환자에게 대부분 항생제가 투여되고 있습니다. 두 나라 사이에는 항생제 투여량에 상당히 큰 차이가 있습니다. 이와 같은 치료방침의 차

이가 중이염의 예후를 어느 정도 바꿀지 알 수 없습니다. 그러나 네덜란드와 다른 나라에서 큰 문제가 발생하지 않는다면, 인종의 차이나 감염 미생물의 차이를 고려하더라도 일본의 진료방침이 과잉이라고 생각할 수밖에 없습니다. 지금까지 말했던 대로 의료제도나 의사교육의 문제가 배경에 있는 것 같습니다. 그러나 일본의 가이드라인에는 약제 내성균이 많다는 이유로 독자 가이드라인이 필요하다고 보며 항생제를 적극적으로 쓰게 되어 있습니다. 급성 중이염에 이 정도까지 적극적인 치료를 하도록 권하는 가이드라인은 세계에서 유일합니다. 사실 내성균이 많기 때문에 항생제 투여를 줄이도록 권고하는 것이 과학적인 태도이지만, 전문의가 만든 가이드라인에서는 그렇게는 할 수 없는 사정이 있습니다.

표 4-6 | **중증도 분류에 쓰는 증상 · 소견과 점수**

24개월 미만	3		
귀의 통증	없음 0	통증 있음 1	지속적인 중증 통증 2
발열(액와)	37.5℃ 미만 0	37.5℃~38.5℃ 미만 1	38.5℃ 이상 2
소리높여 욺, 불쾌함	없음 0	있음 1	
고막의 발적	없음 0	추골병(Manubrium mallei) 혹은 고막 일부의 발적 2	고막 전체의 발적 4
고막의 팽창	없음 0	부분적인 팽창 4	고막 전체의 팽창 8
이루	없음 0	외이도에 농이 있지만 고막 관찰이 가능 4	농 때문에 고막을 관찰할 수 없음 8

(문헌25에서 작성)

구체적인 문제점

일본의 가이드라인에서는 [표4-6]과 같은 증상과 소견으로 중증도 점수를 매기고, 5점 이하는 경증, 11점까지는 중등도, 12점 이상은 중증으로 판단합니다. 경증인 경우에는 3일간 경과 관찰이 지시되지만, 24개월령 미만이면 3점이 가산되기 때문에 원칙적으로 모든 예에 항생제를 투여합니다.

앞서 말한 것처럼 영유아에는 부비동염이 상당히 일반적이며, 특히 집단생활을 하는 아이에서는 만성화되어 있습니다. 이는 바이러스 감염에 의해 악화됩니다. 결국 집단생활을 하는 영아에서는 감기에 걸린 것만으로도 중이염이라는 이유로 항생제가 투여됩니다.

일본에서는 진찰 환자수가 서양에 비해 압도적으로 많기 때문에, 경증례인 중이염 환자도 일차진료의 소아과 의사와 이비인후과 의사에게 자주 진찰받고 있습니다. 지금의 가이드라인에서는 과잉치료를 억제할 수는 없고 오히려 항생제 치료를 선동한다고 할 수 있습니다. 실제로 이비인후과 의사 중에서 중이염이나 부비동염에 항생제를 사용하지 않는 방침을 가진 의사는 극히 드뭅니다. 이비인후과 의사는 소아과 의사처럼 성장과 발달을 보는 관점을 갖기 힘들기 때문에, 눈앞의 질환을 하여간 치료해야 한다고 생각하는 경향이 있는 것도 한 가지 요인입니다.

부비동염과 마찬가지로 항생제를 복용하는 쪽이 좋은 것은 세균 감염인 경우입니다. 전체 중이염 중에서 세균성 중이염의 빈도는 낮지만, 그런 감별이 이루어지는 경우는 적은 것 같습니다.

임상현장에서 세균성 중이염을 진단할 때 다음 기준이 지금 상황에 들어맞는 것 같습니다.

- 이루 또는 고막팽창이 1주 이상 지속될 때
- 경과 중에 39°C 고열이 있고, 호중구의 증가(10,000/μL 이상) 혹은 CRP의 상승(5mg/dl 이상)이 확인될 때

왜 일본의 가이드라인은 일차진료에서 쓸 수 없을까?

임상 데이터의 문제

일본에서는 질병에 걸린 뒤 어떤 치료를 하고 경과가 어떻게 되었는지 연구 발표를 많이 하지만, 치료한 경우와 치료하지 않은 경우의 비교시험을 하기는 극히 곤란합니다. 기관지천식 등 알레르기에 대해서도 전문의는 치료에 관한 지견은 풍부하게 갖고 있지만, "치료하지 않은" 케이스와 비교가 이루어진 적은 없습니다.

일본의 가이드라인은 전문의가 중증례를 염두하고 만든 것이며 "어떻게 치료할까?"가 중심이 되어 있습니다. 서양에서는 가정의가 소아 진료를 맡는데, 의료기관에서 진찰받을 때까지 며칠이나 걸리는 것은 극히 일반적이며 또 치료의 금전적인 부담도 큽니다. 이 때문에 치료를 권고하는 가이드라인이 필요합니다. 그러나 일본에서는 의료기관의 접근성이 매우 양호하며, 의료비의 본인부담도 상당히 소액입니다. 게다가 대부분의 의사는 전문 분야를 전공하고 치료에 대한 동기부여가 높아서 과잉진단과 과잉치료로 흐르는 경향입니다. 항생제의 과잉투여로 인한 세균의 높은 내성화율은 이를 증명합니다. 이와 같은 상황에서 필요한 것은 치료 억제를 위한 가이드라인이며, 우선 "어떤 증례를 치료 대상으로 할까?"라는 관점을 가질 필요가 있습니다. 어떤 질환의 진단기준을 만들 경우, 가장 중요한 것은 양성예측치(PPV)입니다(127쪽 참조). PPV라는 기준으로 진단한 경우, 진짜 질환이 어느 정도 포함되어 있는지 보여주는 것입니다. 가령

기관지천식을 예로 들어 생각해 보면, 전문병원에서 진찰받은 환자는 일차진료에 비해 원래 천식 위험이 높은 환자이기 때문에, 전문병원에 맞춘 기준을 일차진료에 쓰면 PPV는 상정한 것보다 낮아집니다. 결과적으로 일차진료에서 많은 비천식 아동이 예방 치료를 계속하게 됩니다.

증상 중시의 폐해

현재의 가이드라인이 증상을 지나치게 중시하는 것도 문제입니다. 천식에서는 발작이나 기침을 그치도록, 부비동염이나 중이염에서는 임상증상과 의사 소견을 판단 기준으로 치료하도록 되어 있습니다. 가이드라인에 필요한 것은 장기적인 관점이며, 아이의 성장과 발달을 저해하는 합병증을 어느 정도 막을 수 있는지가 중요합니다. 천식 가이드라인이라면 호흡기능을, 중이염 가이드라인이라면 청력기능을 장기적으로 지킬 수 있을 때 적극적으로 치료 개입을 해야 할 겁니다. 그러나 현재까지 이와 같은 데이터는 없습니다. 치료에 의해 좋아진 듯하다는 것은 단순한 이미지이며, 심리적인 요소가 크기 때문에 과잉치료에 잘 빠지게 됩니다.

아이에게 다양한 증상이 생기는 것은 대부분 "스스로 낫기" 위해서입니다. 천명, 기침, 콧물 같은 증상의 대부분은 자연히 낫기 위해 생깁니다. 증상이 나타나지 않도록 할 수는 없으며, 그것을 그치도록 하는 치료는 보호자에게 큰 부담을 줍니다. 일차진료 현장에서는 기침이 나면 기관지천식이 아닐까 상당히 두려워하는 보호자나, 중이염에 걸리면 귀가 들리지 않게 된다고 믿는 보호자가 많습니다. 천식, 부비동염, 중이염은 모두 예후가 불량한 병이 아닙니다. 전문의가 만든 가이드라인은 위험이 너무 강조되어 있습니다. 때문에 불안감이 심한 보호자는 경증인 기침이나 콧물이라도 의료기관에서 진찰을 받고 치료를 요청하게 됩니다.

column

위험인지의 왜곡

어떤 질병이나 그 중증도는 그러데이션이 되며, 일차진료에서 진찰받는 환자의 중증도는 **[그림1ⓐ]**처럼 될 것이다. 원칙적으로 모든 중증도인 환자가 진찰을 받지만, 대부분은 중증도가 낮다. 한편 전문의는 **[그림1ⓑ]**처럼 그러데이션의 한가운데에 있는 진한 부분의 질환을 주로 진찰하게 된다.

ⓑ 집단은 ⓐ 집단보다 치료를 필요로 할 때가 많을 것이다. 현재 가이드라인은 모두 ⓑ 집단을 대상으로 만들었다. ⓑ 집단에 대한 진료를 ⓐ 집단에 시행하면 과잉진료가 되는 것은 명백하다. 지금의 가이드라인을 일차진료에 적용할 수 없는 것은 그런 이유 때문이다.

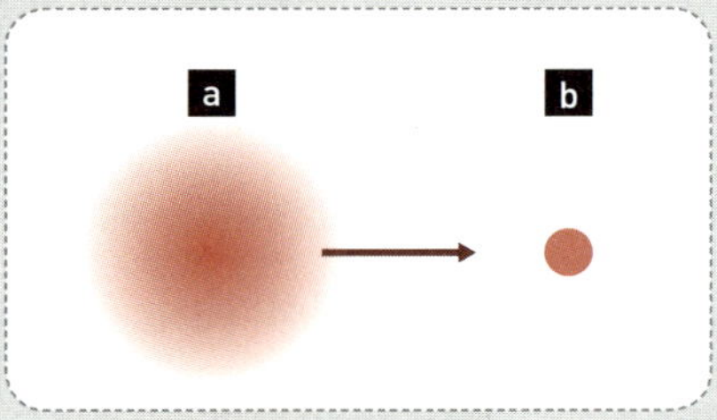

[그림1] **위험인지의 왜곡**

학회의 성립에 대하여

현재 일본의 일차진료 진단은 과잉진료를 어떻게 수정해 나갈지 과도기에 있습니다. 가이드라인은 각 학회의 전문의 주도로 만들어진 것인데, 학회 이사는 학회원의 선거로 선출되기 때문에 현재 표준적인 치료에 반하는 지침을 보여주기가 곤란합니다. 지금까지 경험적으로 시행된 "치료"를 나중에 인정한 것이 지금의 가이드라인입니다. 그 때문에 어떤 가이드라인이나 과잉진료에 "보증"을 한 것이 됩니다. 일본의학회의 권위주의적인 자세는 일차진료의 진료까지 깊게 파고든 셈입니다.

게다가 현재 학회는 제약회사의 지원 없이는 성립되지 않는 현실이 있습니다. 천식 가이드라인에는 "치료"를 위한 약물이 컬러사진으로 몇 페이지에 걸쳐서 소개되며, 중이염 가이드라인에는 다수의 항생제 회사가 협력한 것이 명기되어 있습니다.

당연한 얘기이지만, 제약회사는 약을 팔지 않으면 회사를 운영하지 못합니다. 그러기 위해서는 의사와 환자에게 "약이 필요하다"고 생각하게끔 만들 필요가 있으며, 가이드라인은 적당한 재료가 됩니다.

물론 가이드라인을 작성한 의사가 이익제공을 직접 받는 일은 없을 겁니다. 그러나 유형무형의 형태로 제약회사의 의향은 가이드라인에 반영됩니다. 이는 일본의학계가 갖는 구조적인 결함입니다.

column

변혁을 방해하는 권위주의

산업혁명은 영국의 "면"직물업으로 생겼지만, 그때 전통기술을 갖고 지위나 이권이 있는 "모"직업자는 강경하게 반대했다. 권위가 있는 전문가일수록 사회 변혁에 대응할 수 없다는 것은 역사가 증명한다. 지금의 학회에 만연한 권위주의는 임상의학의 변혁을 망치고 있다.

학회의 조직력과 전달력은 크다. 그러나 앞서 말한 것처럼 전문의 집단은 위험인지가 편향되어 있기 때문에, 그 정보를 전달하는 것은 다양한 폐해를 유발할 때가 있다. "치료하는 쪽이 좋다"는 정보는 전하기 쉽지만, "치료하지 않아도 된다"는 정보를 전하기는 극히 어렵다. 그 정보 격차가 과잉진료를 만들어냈다.

이대로는 영원히 시간이 흘러도 진료의 질은 향상되지 않는다. 앞으로는 일차진료부터의 정보 전달이 필요하다. 서양에서는 일차진료를 하는 의사의 학회가 활발하게 활동하며 다양한 정보를 전달한다. 또한 일부 전문병원을 대상으로 한 연구로는 질병의 전체 모습을 파악하지 못하고 일차진료에서 쓸 수 있는 가이드라인을 만들어내지 못한다. 향후 미래에는 일차진료 현장에서 일반 아이를 대상으로 한 임상 데이터를 만들어내고 이를 세상에 퍼뜨리는 작업이 필요할 것이다.

[참고문헌]

1 Leach AJ, Morris PS, Antibiotics to prevent acute ear infections in children. Cochrane Database of Systematic Reviews, 2013.
http://www.cochrane.org/CD004401/ARI_antibiotics-to-prevent-acute-ear-infections-in-children

2 西村 龍夫, 吉田 均, 深澤 満 他: 小児科外来におけるoccult bacteremiaの前方視的調査. 日本小児科学会雑誌, 108(4): 620-624, 2004.

3 西村 龍夫, 吉田 均, 深澤 満 他: 小児科開業医で経験したoccult bacteremia23例の臨床的検討. 日本小児科学会雑誌, 109(5): 623-629, 2005.

4 Pulliam PN, Attia MW, Cronan KM: C-reactive protein in febrile children 1 to 36 months of age with clinically undetectable serious bacterial infection. Pediatrics, 108(6): 1275-1279, 2001.

5 Sanders S, Barnett A, Correa-Velez I, et al: Systematic review of the diagnostic accuracy of C-reactive protein to detect bacterial infection in nonhospitalized infants and children with fever. J Pediatr, 153(4): 570-574, 2008.

6 西村 龍夫: CRPは感染症の指標になりますか. 白血球数, 血液像との意味の違いはなんですか. 小児内科, 43(増刊): 536-538, 2011.

7 深澤 満: 11年間の菌血症118例によるヒブワクチンと7価肺炎球菌ワクチンの有効性. 日本小児科学会雑誌, 119(3): 57-580, 2015.

8 Shah S, Mathews B, Neuman MI, et al: Detection of occult pneumonia in a pediatric emergency department. Pediatr Emerg Care, 26(9): 615-621, 2010.

9 Murphy CG, van de Pol AC, Harper MB :Clinical predictors of occult pneumonia in the febrile child. Acad Emerg Med, 14(3):243-249, 2007.

10 森島恒雄: 小児の急性脳炎・脳症の現状. ウイルス, 59(1), 59-66, 2009.

11 佐地 勉, 小川 潔, 中川雅生, 他 ; 日本小児循環器学会学術委員会: 小児期急性・劇症心筋炎の診断と治療の指針. 日本小児循環器学会雑誌, 22(4): 514–524, 2006.

12 濱崎雄平, 河野陽一, 海老澤元宏, 他(監修), 日本小児アレルギー学会(作成) : 小児気管支喘息治療・管理ガイドライン2012, 協和企画, 東京, 2011.

13 水谷民子, 馬場 実, 滿川元行: 小児気管支喘息1000例の臨床統計的観察. アレルギー, 19(9): 657-667, 1970.

14 Illi S, von Mutius E, Lau S, et al: Perennial allergen sensitisation early in life and chronic asthma in children: a birth cohort study. Lancet, 368(9537): 763-770, 2006.

15 Jia G, Erickson RW, Choy DF, et al: Brochoscopic Exploratory REsearch Study of Biomarkers in Corticosteroid-refractory Asthma(BOBCAT) Study Group: Periostin is a systemic biomarker of eosinophilic airway inflammation in asthmatic patients. J Allergy Clin Immunol, 130(3): 647-654, 2012.

16 Dong Gu Hur, Roza Khalmuratova, Ahn SK, et al: Roles of Periostin in Symptom Manifestation and Airway Remodeling in a Murine Model of Allergic Rhinitis. Allergy Asthma Immunol Res, 4(4): 222–230, 2012.

17 西村龍夫, 橋本裕美, 絹巻 宏: 就学前の小児を対象にした喘鳴の疫学的調査. 外来小児科, 17(2): 145-151, 2014.

18 須甲松信: ガイドライン普及のための対策とそれに伴うQOLの向上に関する研究. 平成19年度 総括・分担研究報告書, 2008.

19 西村龍夫: プライマリ・ケアにおける気管支喘息診療の問題点. 外来小児科, 14(1): 36-40, 2011.

20 日本鼻科学会: 急性鼻副鼻腔炎診療ガイドライン2010年版(追補版). 日本鼻科学会雑誌, 53(2): 103-160, 2014.

21 Garbutt JM, Goldstein M, Gellman E, et al: A randomized, placebo-controlled trial of antimicrobial treatment for children with clinically diagnosed acute sinusitis. Pediatrics, 107(4): 619-625, 2001.

22 Kristo A, Uhari M, Luotonen J, et al: Cefuroxime axetil versus placebo for children with acute respiratory infection and imaging evidence of sinusitis: a randomized, controlled trial. Acta Paediatr, 94(9): 1208-1213, 2005.

23 Wald ER, Nash D, Eickhoff J: Effectiveness of amoxicillin/clavulanate potassium in the treatment of acute bacterial sinusitis in children. Pediatrics, 124(1): 9-15, 2009.

25 Wald ER, Applegate KE, Bordley C, et al ; American Academy of Pediatrics: Clinical practice guideline for the diagnosis and management of acute bacterial sinusitis in children aged 1 to 18 years. Pediatrics, 132(1): e262-280, 2013.

25 日本耳科学会, 日本小児耳鼻咽喉科学会, 日本耳鼻咽喉科感染症・エアロゾル学会: 小児急性中耳炎診療ガイドライン2013年版, 金原出版, 東京, 2013.

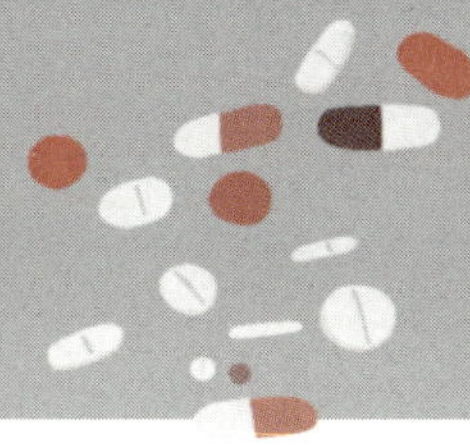

5

새로운 감기 진료

—

1. 감기는 치료해야 할 질환인가
2. 아이의 관점으로 보겠습니다
3. 부정적인 발상보다 긍정적인 발상을 하는 의료로
4. 감기 치료의 결정판
5. 그래도 소아과 의사는 훌륭하다

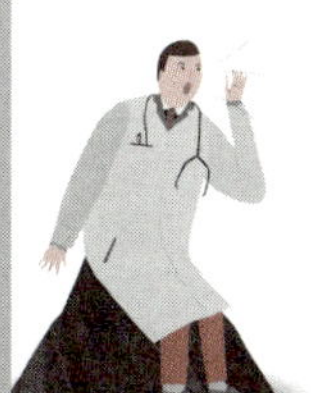

감기는 치료해야 할 질환인가

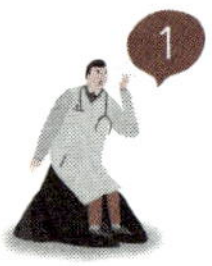

지금까지 말한 것처럼 감기는 치료할 필요가 없습니다. 감기라고 판단하면 위험 평가를 한 뒤에 경과를 관찰하는 것이 최선의 방법입니다. 그런데 일본의 의료제도와 환경은 아무래도 치료에 적극적인 경향을 보입니다. "감기에 항생제"라는 진단 방침이 일반적인 것이 그 본보기라고 할 수 있습니다. 이러한 "감기를 치료하겠다"는 자세는 위험을 감소시키기보다 오히려 새로운 위험을 만듭니다.

"감기를 빨리 치료하고 싶으니 감기약을 주세요"라며 아이를 진찰받게 하는 보호자가 많습니다. 그 마음은 이해하지만, "감기는 약으로 고친다"는 확신을 만들면 가정 전체의 QOL은 낮아집니다. 지금까지의 소아 의료에서는 이와 같은 확신을 많이 만들었습니다. 아이의 성장 발육에 가장 중요한 것은 가정환경입니다. 양육 스트레스를 조금이라도 줄이기 위해 감기는 약으로 고친다는 생각을 바꿔주어 보호자의 불안을 없애도록 해주었으면 합니다. 결국 소아 일차진료의 의식개혁이 필요합니다. "감기는 치료해야 할 질환"이 아니라 "낫는 것"이며, 의사의 역할은 나아가는 과정에서 생기는 다양한 문제에 대처해 나가는 것입니다. 감기에 따른 합병증, 보호자의 심리적인 문제, 경제적 · 육체적 부담을 경감시키는 것에도 관심을 가져야 할 겁니다. 단순히 "감기를 치료한다"는 발상에서 아이의 생장발육 환경에 모두 관심을 갖는 대응으로 전환시켜야 합니다. 이러한 의식개혁이 생기면 자연히 감기 환자에게 약을 투여하지 않게 됩니다.

"감기를 치료하는" 훌륭한 의사가 되고 싶습니까? 아니면 "감기에 듣는 약은 없습니다"라고 정직하게 말해줄 수 있는 의사가 되고 싶습니까?

column

확신을 만들지 않기 위해

감기의 발열에 항생제는 필요 없고, 기침약과 콧물약도 불필요합니다. 그렇게 말하면 일차진료의 소아과 의사로부터 "보호자의 납득을 얻을 수 있을지 불안하다" "투약이 없어지면 환자가 줄어서 경영에 영향을 받는다"라는 항변이 꼭 나온다. 뒤집어 보면 대부분의 소아과 의사는 감기에 대한 투약은 쓸모없다고 생각하면서도 보호자의 만족을 위해 할 수밖에 없다는 것이다. 또한 "약이 필요 없다는 것을 설명하는 데 시간이 걸린다"라는 말도 자주 듣는다. 즉 약을 처방하는 쪽은 약효에 대해 설명할 필요가 있어서 시간이 분명히 걸리지만, 약을 원하는 보호자를 납득시키는 것은 매우 힘든 일이다.

이처럼 쓸데없는 투약을 줄일 때의 최대 장벽은 의사가 만들어낸 "보호자의 확신"이다. 확신을 만들지 않기 위해 아이의 첫 감기에 대한 보호자의 대응이 가장 중요하다. 아이가 어릴수록 보호자의 불안은 크다. 가령 생후 7개월인 아이의 첫 발열이 있을 때, 항생제가 투여되고 나서 해열이 되면 보호자의 마음에 항생제가 필요하다는 강한 확신이 생길 것이다. "만약을 위한" 투약이 그 후 보호자의 육아에 큰 영향을 주는 것이다.

소아 일차진료 현장에서는 2세까지의 아이의 감기에 투약을 가급적 피해야 한다. 그렇게 하면 그 후에도 보호자가 감기약을 요청하는 일은 없어진다. 내원한 부모가 약을 원하지 않는다면, 약이 없는 진료가 되기 때문에 시간이 걸릴 것도 없다. 소아과 의사도 "감기약을 주세요"라며 내원하는 것보다 진단이나 조언을 구하러 내원하는 쪽이 훨씬 보람 있을 것이다.

새로운 감기 진료

아이의 관점으로 보겠습니다

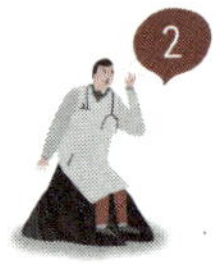

지금까지 의사와 보호자의 입장에서 감기 치료에 대해 말했습니다. 그러나 소아 의료의 주인공은 아이입니다. 소아 의료는 보호자와 의사가 결정하는 것이 아니라, "아이의 최대 이익을 위해" 이루어져야 합니다.

4세 아이로 돌아간 기분으로 읽어주십시오.

주인공인 정인이, 아침부터 힘차게 유치원에 갔습니다. 집에 돌아왔을 때, 머리가 약간 아팠습니다. 엄마에게 "머리가 아파요~"라고 말했습니다.

엄마: "(이마에 손을 대고) 그래, 감기인가? 열도 없고, 괜찮네."

다음날 아침 일어났더니 목구멍이 아픕니다.

코가 막히고 목이 따끔따끔하고 기침도 났습니다.

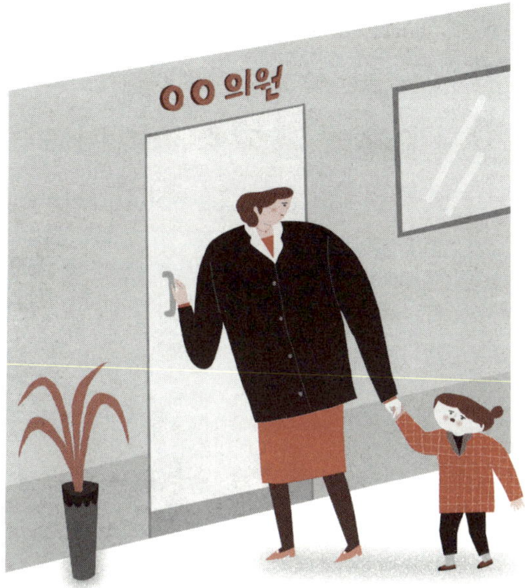

엄마: "어머나, 큰일이네! 열이 있는걸!"

늘 가는 가까운 의원의 원장님에게 데려갔습니다.

A A코스

A 원장이 처방해 주는 약은 아주 잘 듣는다는 평판이 있습니다. 정인이는 목구멍과 가슴을 진찰받았습니다.

A 원장: "목도 빨갛고 감기네요. 열이 있으니까 항생제와 기침약, 콧물약을 처방할게요."

엄마: "고맙습니다!" (여러 약을 처방해 주시고, 어쩜 이리 친절한 선생님일까!)

정인이는 집에 와서 노란색 가루약과 시럽을 먹었습니다. 가루약은 달고 맛이 좋지만, 시럽은 조금 먹기 힘들었습니다. 몇 번인가 토했습니다. 그래도 열은 일단 내려가긴 했지만 또 올라갔습니다. 콜록콜록 기침도 심해졌습니다. 3일 뒤에 또 A 원장의 의원에 데려갔습니다.

A 원장: "약이 맞지 않는 것 같네요. 항생제를 바꿔볼게요. 기침이 심해져서 기침을 그치게 하는 패치도 처방할게요."

가루약의 색깔이 바뀌었습니다. 조금 쓴 약입니다. 밤에 자기 전에 등에 패치도 붙였습니다. 다음날 일어났더니 열은 깨끗하게 내려갔습니다. 아직 기침은 나오지만, 식욕도 점점 생깁니다.

정인이의 대변이 조금 물러졌습니다. 약은 5일간 복용해야 한다고 합니다. 조금 지겹지만 식후마다 참고 복용하고 있습니다. 엄마는 "약을 바꿔주셔서 좋았어. A 원장님 땡큐!"라고 생각합니다. 그렇지만 또 열이 나지 않을까 약간 불안합니다.

경과를 정리하면 [그림5-1]과 같습니다. 이와 같은 이정점(bimodal) 발열은 인플루엔자에 많지만, 기타 바이러스 감염에서도 볼 수 있습니다. 엄마는 A 원장이 여러 약을 처방해 줘서 나았다고 믿는 것 같습니다.

한편으로 정인이는 어떻게 생각할까요? 약효가 있어서 나은 것이라면 좋지만, 이것이 일반적인 감기라면 약과 무관합니다. 오히려 항생제를 두 가지 종류로 복용하여 몸에 필요한 균도 줄어들었는지 모릅니다. 부작용은 설사를 조금 하는 정도지만, 가능하면 복용하고 싶지 않았던 것 같습니다.

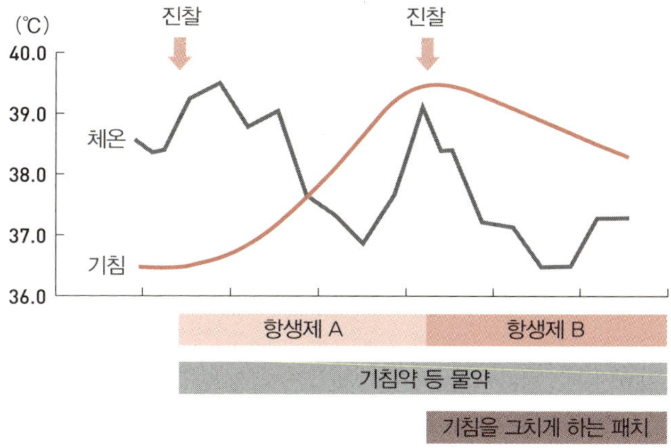

그림 5-1 A코스의 결과

B B코스

인근 B 원장은 약을 별로 처방하지 않습니다.

B 원장: "열이 난 직후라서 진단이 내려지지 않지만, 기운은 있으니 감기네요. 상태를 보겠습니다. 좌약을 처방할 테니까 머리나 귀가 아플 때만 써주세요."

그 밖에는 병에 대해 설명해 주시거나 집에서 할 수 있는 간병 방법을 가르쳐주셨을 뿐입니다.

엄마: "고맙습니다!" (이게 다야? 먹는 약도 없고, 괜찮을까?)

정인이는 집에 돌아왔습니다. 그래도 일단 해열되긴 했지만 또 올라갔습니다. 열이 높을 때는 머리가 아픕니다. 콜록콜록 기침도 심해졌습니다.

3일 뒤에 또 B 원장의 의원에 데려갔습니다.

B 원장: "열이 계속되네요. 지금은 청진에서 폐음도 나쁘지 않고 중이염도 없습니다. 그래도 열이 계속되니까 만약을 위해 간단한 검사를 하겠습니다……. 검사도 나쁘지 않은 것 같습니다. 기력도 그다지 떨어지지 않아서 괜찮고요. 좀 더 상태를 보겠습니다."

B 원장은 기침이 심할 때 벌꿀을 먹이라고 당부하셨습니다.

진찰받은 뒤 열이 서서히 내려갔습니다. 다만 기침은 계속됩니다. 머리도 아파서 힘듭니다. 엄마에게 말해서 진통 좌약을 썼고, 기침이 심해서 잠을 못 잘 때는 벌꿀을 녹여서 먹었습니다. 목이 촉촉해져서 조금 좋아졌습니다.

다음날 일어났더니 열은 깨끗하게 내려갔습니다. 아직 기침은 나지만 식욕이 점점 생깁니다. 엄마는 정인이의 얼굴을 보고 한숨을 놓았습니다. "겨우 나았다. 다행이야!"라고 생각했습니다.

[그림5-2]는 약 없는 코스의 경과표입니다. B 원장은 아무것도 해주지 않았습니다. 재진 때 간단한 혈액검사를 하고 벌꿀과 진통제를 처방해 주었을 뿐입니다.

정인이는 어떻게 느꼈을까요? 머리가 아플 때, 기침이 심해서 잠을 못 잘 때, 엄마가 뭔가 해주셨습니다. "역시 엄마는 의지가 돼!"라고 생각했습니다.

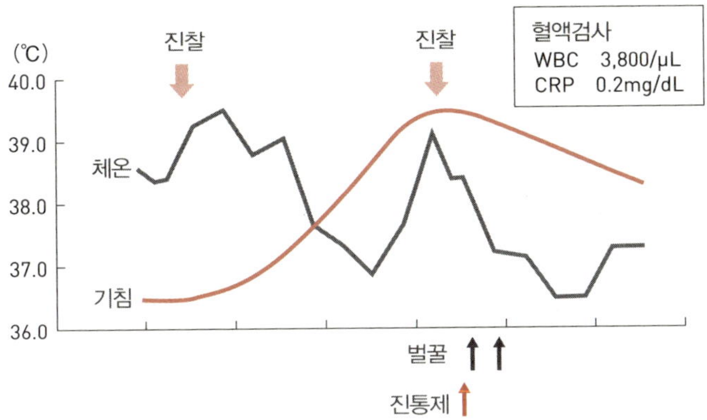

그림 5-2 B코스의 경과

C A코스와 B코스의 차이

A코스와 B코스는 무엇이 다를까요?

A코스에서 엄마는 약으로 고쳤다고 생각합니다. A 원장에게 감사하지만 경험치는 올라가지 않습니다. 다음에도 열이 나면 약을 받으러 가겠다는 생각입니다.

B코스에서 엄마는 아이가 자연히 나아가는 것을 체험할 수 있었습니다. B 원장에게 치료를 받은 것은 아닙니다. 그렇지만 경험치가 약간 올라갔습니다. 다음에 열이 나면 덜 당황할 수도 있습니다.

무엇보다 다른 점은 B코스에서 엄마가 아이를 위해 여러 가지 노력을 하여 가정치료를 했다는 것입니다. 감기에 의한 발열이나 통증은 큰 스트레스입니다. 사람의 기억 강도는 감정에 의해 좌우됩니다. 본인의 몸이 힘들 때 간병을 받았다는 기억은 상당히 강하게 남습니다. 아이의 감기로 가정의 스트레스가 일시적으로 늘어났어도 "엄마가 도와주셨다"는 기억은 아이에게 평생의 보물이며, 부모와 자식의 유대를 깊게 만듭니다. 여기에 "감기에 걸렸다"는 커다란 의미가 있습니다.

결국 엄마는 "직접 고쳤다"는 의식을 갖게 되었고, 아이에게는 "엄마가 고쳐주셨다"는 의식을 심어주었습니다. 이것이 중요합니다. 따라서 자연스럽게 낫는 병에는 되도록 의료 개입을 하지 않는 게 좋습니다. 엄마의 역할을 빼앗으면 안 됩니다.

새로운 감기 진료

부정적인 발상보다 긍정적인 발상을 하는 의료로

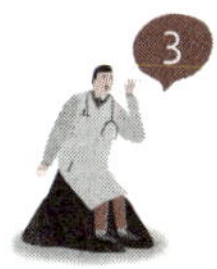

과거에는 "체온이 39°C 이상이 되면 해열제로 열을 내려주세요"라는 진료가 당연시되었습니다. 기침이나 콧물인 경우에도 마찬가지였지요. 보호자가 "기침을 그치게 해주세요.", "콧물을 그치게 해주세요"라며 내원하면 보호자를 만족시키는 투약을 했습니다.

지금까지의 소아 의료는 증상을 없애는 것을 주안점으로 삼았던 것입니다. 그러나 이러한 대증요법은, 고열은 위험하고 기침이나 콧물은 그치게 해야 한다고 보호자에게 각인시키는 것입니다. 해열제로 열을 내려 달라는 의사의 지도를 받은 보호자는 몇 번씩 아이의 체온을 재며 고열이 나지 않는지 확인해야 할 겁니다.

기침약을 처방받은 보호자는 다음에도 기침이 나면 기침약을 먹이기 위해 의료기관에 진찰받으러 올 것입니다. 여기에는 열이 올라가면 안 되고 기침이 나면 안 된다는, 즉 증상을 부정적으로 인식하는 사고가 있습니다.

또한 열이 나는데 항생제 덕분에 내렸다는 경험은 어떨까요? 아무리 생각해도 아이가 "치료가 불필요한" 세균 감염이었는데, 이것을 약으로 고쳤다는 생각으로 이어집니다. 실제로 이렇게 생각하는 보호자가 많은 것 같습니다. 가령 영유아에게 강한 증상이 나타나는 RS바이러스 감염도 첫 감염에서는 심한 증상이 생기지만, 두 번째 감염부터는 증상이 약해지고 성인이 되면 일반적인 코감기가 됩니다. 감염이 반복되는 것은 단기적으로는 다양한 스트레스이지만, 장기적인 관점으로 보면 아이에게 장점이 분명히 있습니다.

아이는 감기 증상으로 힘들어 합니다. 그 증상이 나쁜 것이라고 생각하면 "감기에 걸리게 했어!"라는 의식이 보호자에게 강한 스트레스가 됩니다. 증상에 구애되는 감기 진료는 "부정적인 발상"을 하는 것과 같습니다. 반대로 대부분의 증상은 몸을 치료하기 위해 생긴다는 것을 강조해야 합니다.

아이는 감기에 걸리고 나서 자연히 낫게 되며, 그 결과 항체를 획득하고 면역력이 강해집니다. 아이가 감기에 걸리는 것은 어떤 의미에서 자연스러운 것이며, 앞으로 집단생활을 하기 위한 준비라고도 생각할 수 있습니다. 이를 보호자에게 잘 전달하면, 힘든 간병의 나날에도 의미가 있었다고 생각하게 만듭니다. 저는 이를 긍정적인 발상이라 합니다.

감기진료를 부정적인 발상에서 긍정적인 발상으로 부디 바꿔 나갑시다.

보호자에게

- 아이는 면역이 없기 때문에 감기에 걸리는 것이 당연합니다. 열이나 기침, 콧물이 나는 것이 아이에게는 안쓰럽지만, 그것은 몸이 싸우고 있다는 증거입니다. 드물게 생기는 심한 합병증만 신경 쓰면 감기는 반드시 낫습니다. 반복되어도 괜찮습니다. 아이는 그때마다 강해집니다.

- 0세나 1세부터 집단생활을 시작하면 몇 번씩이나 감기가 반복되지만, 초등학생 정도가 되면 튼튼한 아이가 됩니다. 엄마를 고생시키는 열이나 기침, 콧물에도 의미가 있습니다.

감기 치료의 결정판

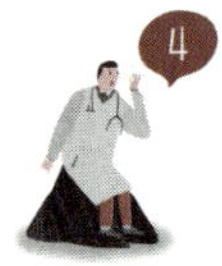

지금까지 감기에 듣는 약은 없다고 반복해서 말씀드렸는데요. 그중에서 유일하게 감기를 빨리 고치는 방법을 소개하겠습니다.

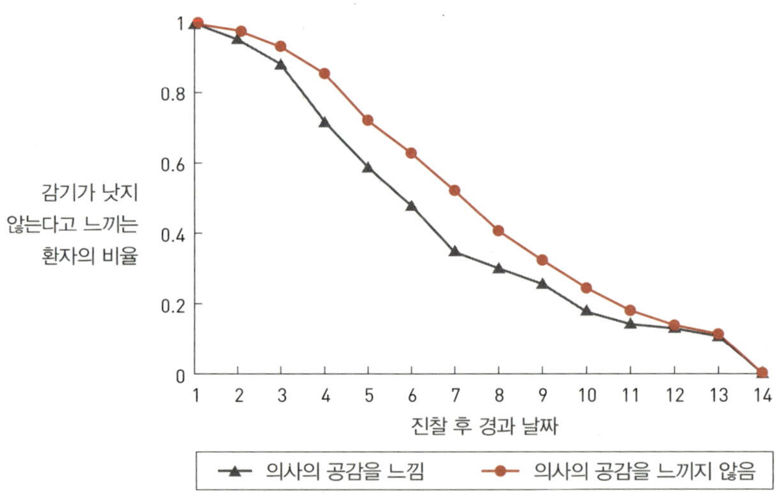

(문헌1에서)

그림 5-3 의사의 공감이 이환 기간에 주는 영향

[그림5-3]은 성인의 데이터[1]인데, "●"군에 비해 "▲"군은 유의하게 감기 증상이 빨리 개선됩니다. "▲"군과 "●"군은 무엇이 다를까요?

그것은 담당한 의사가 순수하게 공감한다고 환자가 느끼는지 여부입니다. 환자가 의사의 공감을 인식하는 경우, 그러지 않은 환자보다 감기 기간이 하루 단축된다는 결과가 되었습니다. 공감을 주는 의사의 행위란 친근함과 격려, 안도감을 주며, 상대에게 본인의 이야기를 하게 만들고, 상대의 이야기에 친절하게 귀를 기울이며, 걱정을 이해하고 관심과 동정을 보이며, 앞으로의 치료방침을 함께 생각하는 것이라고 합니다.[2]

이것은 상당한 기대를 가질 수 있는 데이터입니다. 아이의 감기에서는 보호자의 심리적 요인이 강하게 영향을 줍니다. 보호자에게 작용하여 불안감을 없애주고 아이와 관계가 잘 맺어지도록 하면 가장 좋은 감기 치료가 될 것입니다.

실제로 아이의 감기 때문에 얼굴이 새파래지고 진찰에 대해 불안감이 심한 엄마에게 "괜찮아요. 자연히 나아요"라고 말하며 가정에서 할 수 있는 것을 전하면, 엄마는 그것만으로 얼굴이 밝아지고 고마워합니다. 저는 이것이 가장 강력한 감기 치료라고 믿습니다. 그리고 이 치료는 한 번에 효과가 있을 뿐만 아니라 그다음 감기에도, 또 다음 감기에도 효과가 있으며 부작용은 전혀 없습니다. 자신감이 생긴 엄마는 아이가 감기에 걸렸을 때 대처할 수 있게 되며 아이와 애착관계를 견실하게 구축할 수 있습니다.

결국 중요한 것은 "치료보다 진단" 그리고 "투약보다 설명"이며, "엄마에게 양육하는 힘을 북돋는 것"입니다. 이것이 가장 강력한 감기 치료입니다. 소아과 의사는 감기에 무력합니다. 그러나 보호자와 아이들에게 훌륭한 선물을 줄 수 있다고 믿습니다.

새로운 감기 진료

그래도 소아과 의사는 훌륭하다

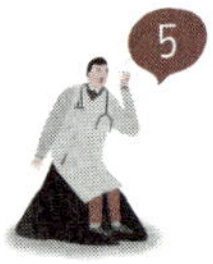

여러 가지 불평을 썼습니다. 찬성하는 원장님도 계실 것이고, 좀 틀렸다고 여기거나 전혀 찬성할 수 없다고 생각하는 원장님도 반드시 계실 것입니다. 저는 지금까지 여러 곳에서 토의를 하거나 강연을 했는데, 어디에 가더라도 의견 충돌이 있었습니다.

이 역시 많은 소아과 의사가 열심히 아이를 생각하기 때문일 것입니다. 여러 진료과 의사가 있지만, 소아과 의사이기 때문에 할 수 있는 치료나 수기라고 할 것은 아무것도 없습니다. 내원하는 대부분의 아이를 치료할 수도 없습니다. 소아과 의사라고 해봐야 아무런 장점이 없을지도 모릅니다. 내과 의사, 이비인후과 의사, 피부과 의사도 누구나 소아과 의사라고 자칭할 수 있을 듯합니다. 그런데 소아과 의사라는 직업을 특별한 것으로 만드는 것은 무엇일까요? 그것은 눈앞에 있는 아이에게 성장과 발달을 응시하는 진찰을 하는 것입니다. 아이는 성인의 축소판이 아닙니다. 그 나이

만의 어려움을 반드시 갖고 있습니다. 영아기는 성장에 관련된 문제가, 유아기부터는 다양한 감염이나 알레르기가 발생하는 과제가, 학동기에서는 집단생활에 따른 다양한 성가신 일이, 사춘기에는 마음의 위기가 옵니다. 아이를 둘러싼 가정도 많은 곤란함을 극복해 나갈 필요가 있습니다. 소아과 의사는 아기가 훌륭한 성인으로 성장해 나가는 과정에서 다양한 측면으로 보호자와 함께 장래를 관찰하는 해결법을 모색하고, 때로는 조언할 수 있습니다. 저는 이것이야말로 소아과 의사를 소아과 의사답게 만드는 아이덴티티라고 생각합니다. 또한 소아과 의사의 중요한 업무 중에 옹호(advocacy)가 있습니다. 사회에서 아이의 발언권은 적습니다. 성인들이 결정한 것은 꼭 그렇다고 해도 될 정도로 이해관계가 얽혀 있고, 다양한 정책이나 사회적 액션이 아이의 진정한 행복추구에서 벗어나는 일도 적지 않습니다. 그래서 소아과 의사는 아이의 대변인이 되어 "발 벗고 나서는" 것이 필요합니다. 이를 옹호라고 합니다.

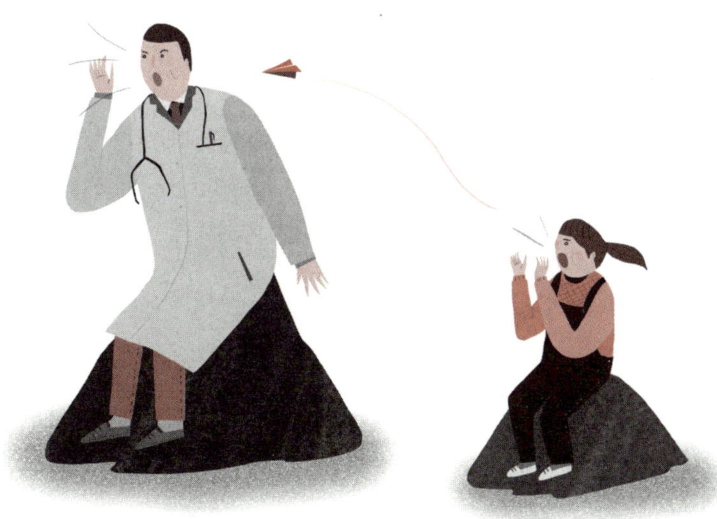

소아과 의사는 힘들어하는 아이를 만날 일이 많아서인지 상당히 옹호를 열심히 합니다. 본인의 시간을 쓰면서 어떤 보수도 없이 아이들을 위해 행동하겠다! 소아과 의사는 그런 아우라를 여느 과 의사보다 강하게 갖고 있습니다.

현재의 소아과 의사에게 문제가 있는 것은 틀림없습니다. 그러나 소아과 의사의 정신을 갖고 있는 한, 소아 의료는 반드시 좋은 방향으로 바뀐다고 저는 믿습니다.

column

소아 의료를 바꿔 나갑시다

쓸데없는 약을 처방하지 않도록 주의하는 소아과 의사는 보호자로부터 "열이 나니까 약을 주세요"라는 말을 들을 때 말로 표현할 수 없는 무력감을 느낀다. 이는 보호자가 기대한 대로 항생제를 처방하지만, 아이를 위해서는 안 된다는 것과 눈앞의 환아가 평소 어떤 건강교육을 받고 있는지 엿보이기 때문일 것이다.

오늘날 일차진료인 소아 의료에서는 항생제를 비롯하여 감기에 걸린 아이에 대한 투약이 점차 줄어들고 있다. 이는 올바른 흐름이지만, 투약을 줄여 나가는 과정에서 다양한 마찰이 있다. 가령 이전에는 감기에 항생제를 투여하는 것이 당연했기 때문에 항생제를 투여하지 않으면 보호자가 불만을 표출하였다. 진찰받은 뒤 발열의 호전이 지연되면 다른 의료기관에서 진찰을 받으면서 "항생제를 주지 않아서 악화되었다"며 비난을 쏟아내는 보호자도 있었을 것이다. 보호자와 아이를 위한 것이라고 판단하여 "지금은 약이 필요하지 않습니다"라고 열심히 설파하지만, 보호자는 감정이 상하거나 심지어 집에 갈 때 진찰권을 던지고 갔다는 이야기조차 있다. 진해제나 기관지확장제의 경우도 마찬가지 케이스가 있을지 모른다.

젊은 의사가 새로운 생각과 각오로 진찰을 해도, 같은 지역의 상당히 권위주의적인 의사가 "감기는 약으로 고치는 것이 당연하다"라고 일갈하는 경우도 있다. 이런 영향력이 강한 의사가 있으면 보호자와 신뢰관계를 구축하기는 어렵다고 한다. 소아의 일차진료를 바꿔 나가는 것은 상당히 스트레스가 많은 가시밭길이라 할 수 있다.

그러나 이대로라면 소아과 의사의 사회적 지위는 아무리 시간이 흘러도 향상되지 않을 것이다. 아이를 진정으로 위하며 사회적으로 의미가 있는 업무로 소아 의료를 바꿔 나가야 하지 않을까? 그것은 아이들을 위한 것도 있지만, 미래의 소아과 의사를 위한 것이기도 하다.
마지막으로 존스홉킨스대학의 테일러(J.A. Taylor) 박사는 다음과 같이 말했다.[3]

> In Pediatrics, less is often better. (중략) We also need to work to change the perception of parents about the limitations of modern medicine so that they realize that "doing nothing" is often better than "doing something" for their children.

보호자에게

Special

- "약을 쓰지 않는 의료기관이 어디에 있는지 알고 싶어요"라는 말을 보호자에게 자주 듣습니다. 이에 답하기는 상당히 어렵습니다. 저도 상대방 선생님의 진료 스타일이나 치료에 대한 생각까지는 잘 모릅니다. 한 가지 기준은 일본외래소아과학회에 입회해 있는지 여부입니다. 이 학회는 기본적으로 일차진료를 위한 학회이기 때문에, 여기에 속한 회원이라면 감기에 걸린 아이를 위해 연구를 할 기회가 많다고 생각합니다.
  그 밖에 간단한 구분법을 아래에 정리했습니다.

❶ 백신을 맞도록 지도해준다

소아 의료에서 가장 중요한 것은 백신을 맞는 것입니다. 백신은 대부분의 위험한 질병으로부터 아이를 지켜줍니다.

❷ 항생제 처방이 적다

감기에 걸렸을 때 항생제를 복용하는 쪽이 좋은 경우는 약 10퍼센트 정도입니다. 매번 받는다고 하면 그것은 잘못된 의료입니다.

❸ 진찰할 때 코와 귀를 본다

특히 고막을 보는 것이 중요합니다. 이런 진찰을 하지 않으면 감기라는 진단을 할 수 없습니다. 진단을 할 수 없으면 어김없이 과잉진료가 됩니다.

❹ 납득이 가는 설명을 해준다

병원은 약국이 아닙니다. 질병을 설명하는 곳입니다. 감기약만 받으러 간다는 것은 아이의 건강에 피해가 될 뿐입니다. 다만 설명은 커뮤니케이션이다 보니 아무래도 서로 간에 맞는 성향이 있습니다. 신뢰관계를 잘 구축해 주십시오. 또 한 가지, "어떨 때 병원에서 진찰받으면 될까요?"라는 질문도 자주 듣습니다. 누구나 양육을 하면 불안으로 가득할 것입니다. 마음은 잘 알고 있습니다. 일단 다음을 기준으로 기억해 두셨으면 합니다.

- 웃는 얼굴을 하고 있는 아이는 열이나 콧물이 있어도 긴급성은 없다.
- 평소대로 식사를 하면 긴급성은 없다

반대로 다음에 나오는 것도 기억해 두셨으면 합니다.

- 경련이나 의식장애가 있으면 긴급성 있음!
- 극단적으로 호흡이 빠를 때도 긴급성 있음!
- 전신의 색이 안 좋을 때도 긴급성 있음!
  (원래 열이 오를 때는 몸 색깔이 안 좋아집니다. 오르고 나서 판단할 수도 있습니다)

증상별 진찰 기준도 적어놓겠습니다.

❶ 열

Hib나 폐렴구균 백신을 다 접종했으면 긴급성은 거의 없습니다. 3일 이상 열이 지속되면 진찰을 받으십시오. 다만 생후 6개월까지인 경우에는 24시간 이내에 진찰받으시길 권합니다.

❷ 기침

1주 이상 기침이 계속되면 진찰을 받으십시오.

❸ 콧물

2주 이상 콧물이 지속되면 진찰을 받으십시오.

❹ 쌕쌕거림

호흡이 빠른 것 같으면 응급으로! 기력이 있고 잠을 잘 수 있으면 24시간 이내에 진찰하면 됩니다.

물론 위에 적은 긴급 징후를 간과하지 않도록 해주십시오!

사실 소아과 의사도 점검하는 것은 이 정도입니다. 다만 대다수의 보호자보다는 많은 아이를 접하고, 그런대로 상태가 안 좋은 아이도 보기 때문에 판단은 할 수 있지만, 의사라고 대단한 일은 할 수 있는 건 아닙니다. 그래도 좋다면 언제라도 진찰을 받으십시오. 어떤 소아과 의사든지 아이를 생각하며 성심성의껏 노력합니다. 정확하게 진찰하는 소아과 의사일수록 약은 적을 수 있지만, 필요한 약을 굳이 처방하지 않는 일은 있을 수 없습니다.

보호자를 불안하게 만드는 것은 "열이 나는데도 놔두고, 그러다가 폐렴에 걸리면 어쩌려고요?"라고 말하는 것입니다. 불행하게도 폐렴에 걸렸다고 하면, "어쩌면 충분한 치료를 하지 않았나?"라고 의심하실 수도 있습니다. 그 마음도 이해합니다.

그러나 무엇을 어떻게 해도 폐렴에 걸릴 때가 있습니다. 대부분의 호흡기 감염(열, 기침, 콧물이지요!)에서는 약으로 악화를 막을 수는 없습니다. 가령 감기 초기부터 항생제를 복용한다고 가정하겠습니다. 그 후 폐렴이 생길 확률은 일부 기초질환이 있는 아이를 제외하고 약을 복용하지 않는 경우와 전혀 차이가 없습니다. 오히려 처음부터 항생제를 복용하면 내성균이 증가하고, 이차성으로 세균성 폐렴에 생겼을 때는 치료하기 힘든 결과가 됩니다. 바이러스성 폐렴에는 효과 있는 약이 없기 때문에 손쓸 방도가 없습니다.

"○○의원에서 진찰받았지만 나중에 폐렴으로 입원했다!"라는 경험을 하거나 소문을 듣는 일은 흔한 것 같습니다. 이런 사실 또한 열심히 치료해 봐야 마찬가지라는 것을 증명하는 셈입니다.

'폐렴은 막을 방법이 없나! 큰일이네!'라고 생각하는 것 같네요.

그렇지만 잘 생각해 보십시오. 폐렴으로 진단받은 아이는 많습니다. 그러나 심한 기초질환이 있는 아이를 제외하고 폐렴으로 사망하는 아이는 거의 없을 겁니다. 폐렴에 걸려도 모두 어떤 시점에서 낫습니다. 심해졌을 때 적절하게 진찰만 할 수 있다면 폐렴으로 죽는 일은 없습니다. 저 역시 페이닥터를 하던 시절에는 폐렴을 많이 치료했는데요. 병원에 있는 의사에게 사실 "폐렴"은 극히 간단한 케이스입니다. 대다수는 바로 낫기 때문입니다.

특수한 합병증이 생기고 불행히도 사망하는 아이가 극히 드물게 있지만, 그런 경우는 지역 병원에서 소문이 날 정도로 드문 케이스입니다. 어떤 약도 효과가 없는 특수한 병태이기 때문에 사망한 것이고, 내복약으로 예방하는 것 등등 어떻게 하더라도 무리입니다.

이런 이유로 폐렴을 예방하기 위해 병원에 달려가는 것은 난센스입니다. 병원에 가는 도중에 교통사고를 당하는 쪽이 더 위험하지요.

"그럼 진찰하는 목적은 무엇이지? 진찰받지 않아도 되나?"라고 의문이 들 수도 있습니다. 사실 소아과 의사의 진찰 목적은 그 시점에서 상태를 보고 좋은지 어떤지, 지금 증상에서 기다려도 되는지 어떨지, 그런 것을 판단해서 보호자께 설명하는 것입니다. 자연히 낫는다는 설명이 없으면 보호자는 아이가 감기에 걸릴 때마다 계속 불안해질 것입니다. 저는 그런 불안감을 없애고 양육 부담이나 스트레스를 최대한 경감시키는 것이 의료에서 필요하다고 생각합니다.

저와 같은 생각을 하는 소아과 의사가 늘고 있습니다. 이전에는 어디에서 진찰받든지 항생제를 받았지만, 최근에는 "아무런 약도 받지 않고 집에 왔어요"라는 말도 듣습니다. 그런 의사 선생님을 끈기 있게 찾으십시오. 또 의원의 홈페이지에도 치료방침이 적혀 있는 경우가 많지요. 참고로 하시면 어떨까요?

많은 아이들의 건강이 유지되고, 보호자가 양육스트레스에서 해방되었으면 하는 것이 제 유일한 소망입니다.

[참고문헌]

1 Rakel DP, Hoeft TJ, Barrett BP, et al: Practitioner empathy and the duration of the common cold. Fam Med, 41(7): 494-501, 2009.

2 ジェニファー・アッカーマン(著), 鍛原多惠子(訳): かぜの科学-もっとも身近な病の生態, 早川書房, 東京, 2014.

3 Taylor JA: Oral rehydration: in pediatrics, less is often better. Arch Pediatr Adolesc Med, 158(5): 420-421, 2004.

찾아보기

가

거짓크룹(pseudocroup) 75, 151
가와사키병 19, 65
가정 기능 148
가정의 144, 174
감기 개념 20, 26
감기 교육 37, 41, 49, 118
감기공포증 35
감기의 정의 27
개기침(barking cough) 74, 75, 151
검이경 42
결핵 78
경험치 189
계란알레르기 157
계절성 53
고막 42
과잉진료 115, 176
과잉치료 30, 88, 120, 173-175
관련성의 착오 119
관절통 54
광범위 항생제 98
구강 67, 69
구강호흡 67
구토반사 75
권위주의 166, 177
귀지 42
긍정적인 발상 192
급성 신장염 60-62
급성 중이염 102, 131-133, 171
급성 후두개염 151
기관염 25
"기관이 약한" 83, 85, 86
기관지염 16, 18, 19, 21, 25, 81, 109-112
기관지의 감기 162
기관지천식 19, 79, 86, 109, 130, 160-164 175
기관지확장제 94, 108, 111-113
기도 이물질 79
기침반사 75, 80, 88, 111
기침수용체 72-75, 146
기침형천식(cough variant asthma) 88

나

농도 차이 99
뇌염 152
뇌질환 152, 156-158

다

대장균 51, 150
대조연구 141
대학병원 41
두통 54
뜻밖의 사고 33

라

리노바이러스 52, 85
류마티스열 60-62
리모델링 88, 163
림프구 96, 97

마

마른기침(dry cough) 74, 79
미코플라스마 52, 78, 125, 139
마크롤라이드계 39, 94
만성 기침 76, 78, 112
메타뉴모바이러스 53, 80, 125
면역허용(immunologic tolerance) 61
면역질환 61
명의 159
모유 66-68
목이 빨갛다 40, 43
미량채혈법 136
민감도 127-129

바

바이러스 24, 48, 51-53
바이러스 감염 54-55
바이러스성 폐렴 144, 202
발열 22, 40, 48, 64
발작성 기침 75
방어진료 30
백신 35, 199
백혈구 49, 100, 134
벌꿀 77, 104, 188
베이즈 정리(Bayes' theorem) 128
질병 보육실 149
병원성 세균 63, 100, 132
병적 기침 74
보균 58, 59
보균자 58, 60
보험제도 19
보호자의 확신 183
부비동염 22, 28, 55, 56, 112, 133, 166
부정적인 발상 192
분류(categorize) 19, 24
불명열(fever of unknown origin) 134, 139
비강 점막 42, 54
비말감염 58, 61
비성 천명(rhinogenous wheezing) 82
비염 22, 25

사

사망원인 33
사망 위험 33
사이토카인 54
사전확률 129
산소포화도 77
상급병원 41
상기도염 25, 169
상악동 54, 56
상재균 100
서비스 전쟁 115
선천기형 33
섬유화 86, 163
세균 51, 57
세균성 부비동염 101, 133, 169
세균성 수막염 141, 150
세균성 중이염 101, 131, 173

세균성 폐렴 101, 134, 144, 202
세균혈증 101
세기관지염 23, 84, 112
세파계 97 , 169
소아호흡기감염증 진료가이드라인 22
손상 30, 33
수련의 39, 44
수련지정병원 41
수막염균 139, 150
수면리듬 102
수유불량 138
스트레스 증가 156
스펙트럼 19, 37
신속검사 24, 50, 129, 139, 170
심근염 130, 152
심인성 기침 74, 75, 79

아

아토피천식 162
안와 주위 봉와직염 142
알레르기비염 78, 163
알레르기항원(allergen) 86, 164
알레르기후두염 79
애착관계 195
약 의존증 113
약물의존 120
양성예측치(positive predictive value: PPV) 127, 174
양육하는 힘 195
엄마의 역할 190
엔테로바이러스 43, 53, 152
역류식도염 79
연구개 72
연하 55, 69, 72, 80
연하반사 72
연하 횟수 55, 70
영아 보툴리눔독소증 77
영아 사망률 33
영유아기의 천식 162
영유아 돌연사증후군 33
영유아 의료비조성제도 114, 126
오진 16
옵소닌화(opsonization) 57
옹호(advocacy) 197
요로감염 138
용혈연쇄구균 60-63
용혈연쇄구균 감염 후 급성 사구체신염 61, 158
위계질서 166
위험 강조 35, 155
위험 과잉사회 154
위험관리 30
위험인지 32, 34, 35
위험인지의 왜곡 31, 120, 145, 176
위험정보 155
위험평가 37, 143
위험 회피 43, 158
위험의 강조 168
유행 상황 52, 129
음성예측치(negative predictive value: NPV) 127
응급외래 39-41
의국제도 38
이원론 19
이익제공 177

2차감염 64
인두 25, 43, 69
인두염 25, 43, 60
인지오류 119
인통 54, 60, 151
인플루엔자 뇌질환 156, 158
인플루엔자균 57, 151, 168
인플루엔자바이러스 53, 90, 125, 152, 156, 158
일반감기(common cold) 22, 24, 26, 148
일본외래소아과학회 199
임상수련제도 45
임상의사의 경험 59, 101

자

자가면역반응 61
자연경과 41, 48, 49, 90, 111, 164
자유접근(free access) 4 , 21, 95, 114
잠재세균혈증(occult bacteremia) 59, 134, 139 141-143
장내세균 97
재교육 44
저류액 102
적응증 126
전국민의료보험 114
전문의 117, 151, 159
전향적 연구 158, 162
점막하 출혈 60
점도 55, 102
정보의 편향 51
정상세균총 98
젖은기침(wet cough) 55, 70, 74, 79, 167
제균 60, 78
제약회사 109, 176
조기 진찰 59, 76, 95, 153
졸음 102
중이 저류액 103, 132
중증도 점수 167
지연기침(prolonged cough) 76, 77, 88
진료가이드라인 160
진찰 횟수 115
진해제 39, 43, 94, 103, 106
질환피라미드 37
집단생활 15, 58, 61, 167

차

처방 태도 118
처방 희망 118
천명 82, 88
천식 가이드라인 160, 161
천식 사망 113, 164
천식기관지염 84, 112
청구서 19
초기 진단 64
초음파 56
촉각수용체 73
치료방침 115, 171
치료 억제 174
치료 우선 44, 133, 148

카

커뮤니케이션 갭(communication gap) 17
코 막힘 67, 68
코 세척 67

콧물 흡인 83
클라미디아 78

타

특이도 127, 128
틱 79

파

파라인플루엔자바이러스 53, 80
페리오스틴(periostin) 163
편도염 60
폐렴 33-35, 77
폐렴구균 57-59, 87, 150
폐렴미코플라스마(Mycoplasma pneumoniae) 144, 147
폐렴이 되기 직전 16, 81, 144

하

항생제 16, 28, 39, 43, 61, 94, 118, 124, 141, 185, 192
항상성 52
항원 96, 163
항체 57, 85, 96
항히스타민제 40, 94, 102
해열제 43, 64, 191
혈액검사 64, 136
혈액배양 135, 140
호쿠날린® 패치 108-110, 162
호흡곤란 77, 84, 151
화농관절염 135
화농성 콧물 99, 133
화학수용체 73
확증편견 119
환자 서비스 114
후두 70-72
후두개 71, 72
후두염 75
후비루 55
흉막염 25
흡연 79
흡인 80
흡인 위험 80

A~T

Asverin® 39, 107
B군 연쇄구균 150
colonization 58, 100, 168
common cold 23, 26
CRP 77, 137
cut-off value 136, 137
Hib 57, 59, 134, 150, 151
Hokunalin® 40, 108
IgG 항체 85, 96
infection 59, 60, 100
Medicon® 39
NPV 128
occult bacteremia 59
occult pneumonia 144
PPV 127, 128, 174
RS바이러스 53
RS바이러스 감염 68, 83, 192
Tamiflu® 156